楽しく生きる、豊かに終える

スピリチュアルケアと仏教瞑想

井上ウィマラ

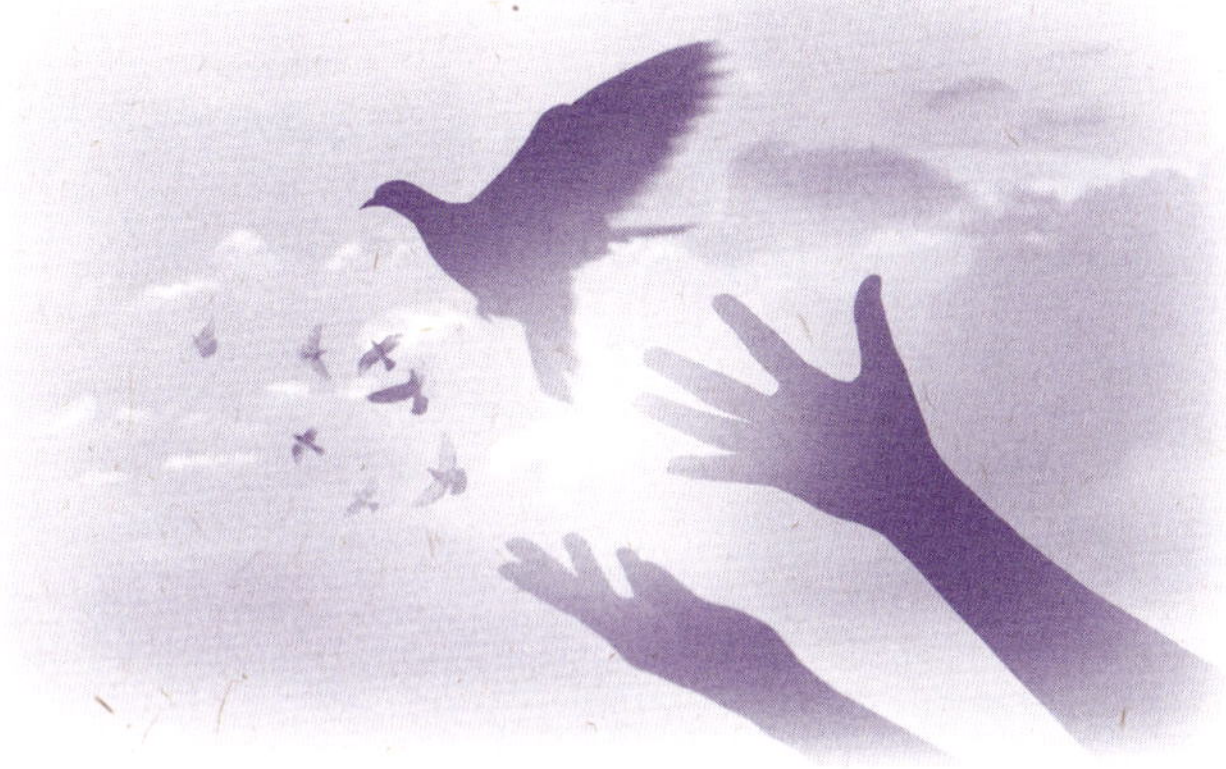

春秋社

楽しく生きる、豊かに終える——スピリチュアルケアと仏教瞑想

目次

第一章　人生で大切な五つの仕事——スピリチュアルケアの現場から　3

目　次

目次

楽しく生きる、豊かに終える——スピリチュアルケアと仏教瞑想

献辞

本書を、私にいのちをつなげてくれた両親と先祖たち、
精神的に育んでくれたスピリチュアルな師匠たち、
共に学び、修行してくれる友たち、
そして私の師匠でもあり修行仲間でもある家族に捧げます。
ブッダの教えてくれた真実と幸せへの道が、
世代から世代へと受け継がれてゆきますように。

第一章　人生で大切な五つの仕事——スピリチュアルケアの現場から

はじめに

本書は、スピリチュアルケアという対人援助の臨床的な視点を通して仏教の本質を再考し、現代社会における仏教の可能性を探ってゆく試みです。

スピリチュアルケアは、ホスピス運動におけるターミナルケアの中で注目されるようになってきました。身体的な痛みが緩和されたときに、あらためて浮上してくる人間存在の深い苦痛があります。スピリチュアルペインと呼ばれるそのような痛みに対する、全人的なケアとしてスピリチュアルケアがなされる必要があります。ところが終末期に露呈してくる魂の叫びに耳を傾けていると、そこにはその人の魂が形成された人生最初期のテーマがくり返されているらしいことに気がつきます。

実際、スピリチュアルケアが必要とされているのは人生の終末期だけではありません。誕生や育児にまつわる人生の最初期においてもスピリチュアルな側面からの支援が必要とされています。地縁や血縁によるつながりが薄くなり、孤立しがちな環境の中で子育している現代の親たちをどのように支援してゆけるかというテーマは、想像以上にスピリチュアルな関わりを必要とします。世代から世代にいのちが伝えられてゆく現場では、目に見えない、意識されない仕方で人間存在の奥深い問題がくり返されているからです。

こうしたスピリチュアルケアの臨床現場では、人生の苦しみに向かい合い、苦しみの意味を理解し、受容し、その苦しみから解放されるための道が日々模索されています。それは生老病死をありのままに見つめながら、それぞれが本当の幸せを見つけてゆく営みです。

本当の幸せを見つけるためには本当の自分に出会う必要があります。そのためには日常の「私」意識へのこだわりを手放して、人生をありのままに見つめなおすことが必要になります。理想や思い込みを手放して、現実をありのままに受容する生き方を、ブッダは中道と呼び、その実践のために瞑想法が説かれました。本当の自分に出会えたとき、私たちは自己存在が「私」の身体や自我意識をはるかに超えた広がりと深みを持ったものであることを実感します。こうした気づきや洞察は、私たちを生かされていることへの感謝と喜びに導きます。

しかし、本当の自分に出会う道のりは決して平坦なものではありません。人間にとって本当の自分に出会うことは恥ずかしくて照れくさいものであると同時に、自分自身の死を受け容れることと同じくらい不安で怖いものでもあります。そのため、私たちは本当の自分に出会うまでの旅路を共に歩き時に導いてくれるよき友を必要とします。よき友は、師匠、セラピスト、修行仲間などさまざまな形で現れてきます。彼らの支援に助けられながら私たちは喜怒哀楽のあらゆる感情をありのままに味わいなおし、「私」という個を超えた新しい仕方で人生の流れを体験する智慧を学びとってゆきます。すると、その智慧は私やあなたという個人の枠を超えた思いやりを育んでくれます。

一方、フロイト以来の心理療法の流れの中でも、無意識的なものを自覚することによって本当の自分に出会ってゆくためのさまざまな手法が開発されてきました。そして興味深いことには、最新の心理療法の中では仏教の気づきや思いやりに関するテクニックを導入した新しいアプローチが次々に開発されています。フロイトが精神分析を創始するときに必要とした、あらゆるものごとに対して「差別なく平等に漂わされる注意」は、仏教瞑想の「ありのままを見つめる智慧」と深いつながりを持つものです。無意識的なものを意識化するという作業は、無明を破る智慧によって可能になるものだからです。

心理療法がもたらした臨床的な技法や情報は、仏教瞑想が長い伝統の中で超越性にこだわることで失ってしまった、生活現場における感情的側面への丁寧な対応法を補ってくれます。そして仏教瞑想の中には、心理療法ではなかなか超越することのできない自我概念に対する実践的なアプローチが説かれています。本書の中で仏教瞑想と心理療法の話がくり返し絡み合いながら取り上げられているのはそのためです。

また、子育てに関するテーマがあちらこちらで数多く顔を出してくるのも似たような理由によります。仏教瞑想と心理療法ではアプローチは異なりますが、今ここに起こっていることをありのままに見つめることが、同時にその無意識的なくり返しのパターンを身につけた過去のある時点における重要な記憶に触れることになる、という時空を超越した不思議なつながりの現象に行き着きます。これまで仏教が業と呼んできたものの重要な部分が心理学でいう生育歴や世代間伝達のテーマとして説明可能になってくるのです。

子どもたちの遊びを見つめていると、そこには人となるための学びと共に癒しの要素が含まれていることに気づきます。心理療法を含めたあらゆる癒しの原型が子どもの遊びの中に秘められていると言っても過言ではありません。そうした子どもの遊びや学びの流れを見守り、必要なやり取りをしながら発達促進的な環境として関わることは、自分自身を深く見つめなおし、育てなおすことを可能にしてくれます。このように心をこめて意識的に子育てをすることや子育て支援に関わってゆくことは、子どもや親たちとのつながりの中で「育児は育自であり教育は共育である」ということを教えてくれます。

ありのままを見守り、タイミングよく必要な関わりをしながら、乳幼児の成長の環境としてどのように〝あること〟ができるかの学びは、スピリチュアルケアや心理療法をはじめとする対人援助の現場における関わり方の基本を教えてくれます。それは医療、福祉、教育などさまざまな現場で起こってくる葛藤を学びの種にして、思いやりの花を咲かせてくれるいのちの智慧の学びであり、さまざまなスキルを使いながら共に本当の幸せを実現させてゆく生きる姿勢の学びなのです。

ホスピスの本質

それでは、スピリチュアルケアの必要性が注目されるようになったホスピス運動について考察するところから始めたいと思います。ホスピスという言葉の語源は、ラテン語のhospesで、主人と客の両方を意味しています。ホスピスでは、与えることと受け取ることがひとつにつながっているのです。どちらかが与えるだけ、あるいは受け取るだけということはないということです。与えつつ受け取る、受け取ることが与えることになっている、これがホスピスの本質です。もしも、与えることと受け取ることがひとつながりのこととして循環せず、与えるだけ、受け取るだけ、という状況認識が生まれるならば、そこには必ず何かの問題が起こります。燃え尽き症候群はその典型的な一例です。

ホスピス運動は、原始キリスト教時代に始まり、中世のヨーロッパでは巡礼者のための宿として定着します。教会の建物の一部で、修道僧やシスターたちが専心的に巡礼者や旅人たちをもてなし、いたわり、交流しました。そこでは、病気の看病も、死の看取りもあったことでしょう。神への祈りに支えられて巡礼する旅人たちの中に、神の臨在を感じることができたからこそ、ホスピス運動はキリスト教の愛の実践として連綿と受け継がれてきた歴史があるのだと思います。ホスピス運動は、建物に依存するものではなく、そこで行なわれるケアやコミュニケーションのあり方に関する精神的な伝統なのです。

仏教の歴史においても、施薬院などにおいて病者や貧しい人々に布施の実践がなされてきました。布施は、与えることを意味します。布施には、①物質的なものを与えること、②安心や安全を提供すること、③知識や智慧を伝授することという三側面があります。

空腹に苦しんでいる人には、今ここで食べ物をあげることが重要です。おなかが満たされて初めて一息ついて、料理の作り方や、材料の調達方法について考える余裕ができます。

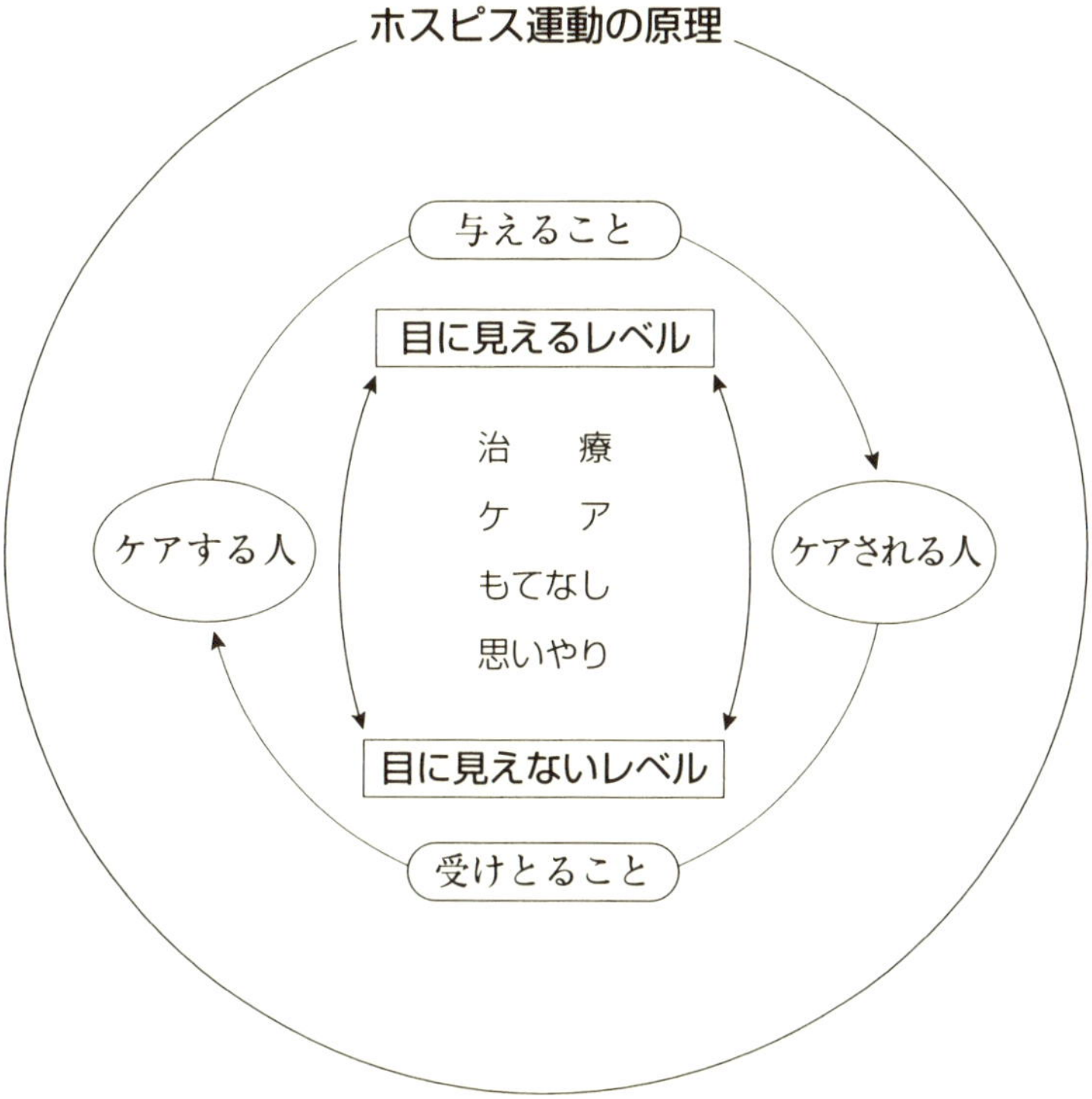
ホスピス運動の原理
与えること
目に見えるレベル
治　療
ケ　ア
もてなし
思いやり
ケアする人
ケアされる人
目に見えないレベル
受けとること

不安におののいている人には安心を、身の危険を感じている人には安全な環境を、痛みに苦しんでいる人には緩和的治療やケアを提供することができます。おいしい食べ物をあげても、安心して食べられる環境がなければ味わうことができません。安心して食べ物を味わい、休息でき、苦痛が癒されたとき、人は感謝を知ります。そして、今度は自分も人に何かをしてあげたいという思いが生まれます。

自分が必要としていたものが与えられ、心が喜び、今度は自分も人に何かをしてあげたいという気持ちが生まれたときに、魚の釣り方や料理方法といった技術や知識を伝えることができます。日本語には「目で見せて、口で聞かせて、して見せて、ほめてやらねば人はやらんよ」という言い草がありますが、知識や智慧を伝授するためには、現物的な物を与えるよりさらに多くの微細な心配りが必要となります。

こうした心配りを学んでゆくうちに、受け取ってくれる人がいるから与えることができること、喜んでくれるからこそ与えたいという気持ちが湧いてくることがよくわかってきます。自分自身が安心する、自分の存在を認めてもらったという充実感がもてる、こうした基本的な部分が満たされると、「自分が与える」というプライドや自意識が薄れてゆきます。すると、与える人と受け取る人とやりとりされるものの三者が自然にこだわりなく循環し交流するようになってゆきます。仏教では、それを布施における空と呼びます。布施を通して無我を学ぶのです。

癒し手や奉仕者がクライアントの中に神の臨在を感じ取って、サービスやケアのやり取りが神の愛の実現となるようなキリスト教的プロセスと、布施の実践において、与える人と受け取る人とやり取りされるものの三者が空となる仏教的プロセスは、関係性の中で智慧と慈愛が体現される現象として近似的なものなのではないかと思います。空間や時間の中で生きる人間存在を大切にしながら、同時に時空を超越したこのようないのちの交流の中に、ホスピス運動の本質があります。そして、このようにスピリチュアルな行為を通してこそ、伝統的な宗教の違いを乗り越えて、異なった宗教を信じるものたちが共に生きてゆく道が見出されてゆきます。

スピリチュアルケアとは何か

スピリチュアルケアは、身体的ケア、心理的ケア、社会的ケアといったさまざまなケアがなされる態度の中に必要不可欠なものとして秘められています。どのようなケアにおいても、スピリチュアルなケアの薬味があってはじめて、与え手と受け手とがともに喜び癒されるような関係性が成就されます。それは、ケアを提供する人の存在のあり方として、情報やサービスを伝える姿勢として、話し方や身振りや仕草の中ににじみ出てくるいのちへの思いやりです。

心理療法やグループワークなどにおいては、どのようなスキルが使われたとしても、セラピストやファシリテーターがそのスキルをどのように使いこなすかというメタスキルが問われます。エイミー・ミンデルは、メタスキルについて「そのスキルを使う人の感情的な姿勢である」と説明しています。同じスキルを使ったとしても、セラピストやファシリテーターの存在のあり方によって効果がまったく違ってくるのです。メタスキルには、その人の精神性やスピリチュアリティーが深く影響を与えます。

身体的ケア、心理的ケア、社会的ケアとスピリチュアルケアの関係は、スキルとメタスキルの関係に似たところがあります。身体的ケア、心理的ケア、社会的ケアにおいては具体的なスキルがより重要であるのに対して、スピリチュアルケアにおいてはケアを提供する本人の存在のあり方やケアを提供する際の関心の向け方や感情的な姿勢が問われるのです。スピリチュアルケアには、あらゆるケアのメタスキルとして目に見えない形でケアを支えている側面があるのです。

その人のスピリチュアルな部分は、身体にも心にも人間関係にも反映されます。ですから、よいケアがなされたときには、たとえそれが身体的なケアであっても、同時にクライ

スピリチュアルケアの構造

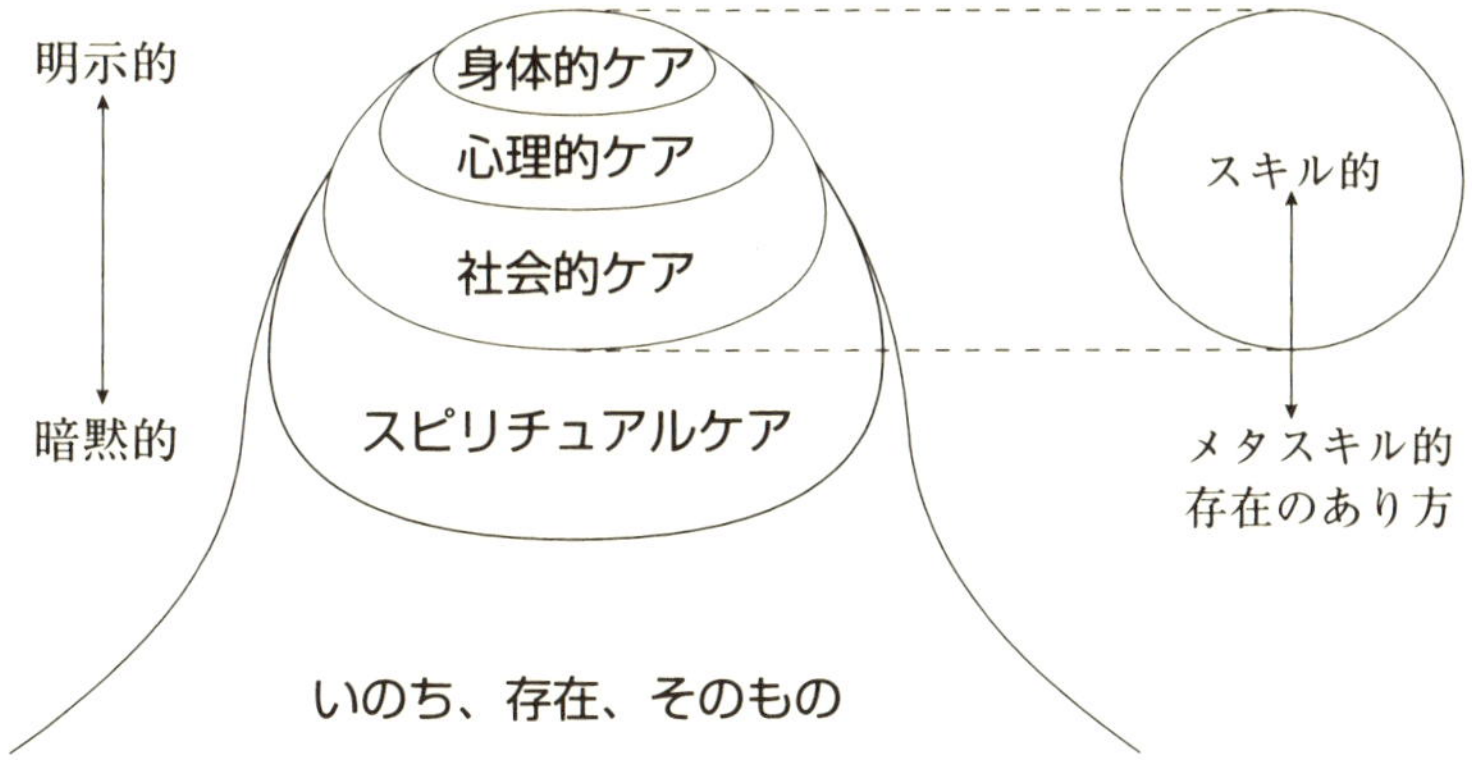

アントの心のストレスも社会的な関係も生きる姿勢も楽になるものなのです。

ところが、スピリチュアルケアそのものの必要性が直接的に浮かび上がってくる状況があります。たとえば、現代的なホスピス運動のターミナルケアにおいて末期がんの身体的な激しい痛みが緩和されたときに、あらためて人生の実存的な痛みに直面するような場合です。その痛みは、生きる意味や死後の行方を問うこと、あるいは罪悪感という形で表出されることが多いものです。これがスピリチュアルペインと呼ばれるものです。

私たちは親子関係から大きな影響を受け、さらに社会のさまざまな人間関係の中で生かされているものですから、私たちの存在の根源にかかわるスピリチュアルペインは心理的苦痛、身体症状、社会的な人間関係のトラブルといったさまざまな様相に絡みながら現れます。スピリチュアルケアは、このようなスピリチュアルペインのサインを察知して、自己存在を揺るがされるような人生の危機に瀕している人々に耳を傾け、クライアントが最後までその人なりの生きる道を模索してゆくプロセスに寄り添ってゆく総合的なケアの営みです。

また、死の二、三週間から数日前に身の置き所のないようなだるさやイライラして落ち着かない苦しみが表れることがあります。この苦しみを「魂の脱皮の苦しみ」と呼ぶ人もいます。こうした苦しみに対しては、ただ近くにいて手を取ったり身体を摩《さす》ったり、あるいは相手が安心する距離で見守っているしかありません。何もできなくても、ただそこにいてくれることを感じるだけで安心することがあります。こうしたレベルでのスピリチュアルケアは、何かをすることではなく、何もせずにただそこにいることが求められる極めて瞑想的な仕事になります。

スピリチュアルケアの背景

現代的なホスピス運動は、シシリー・ソンダース女史が一九六七年イギリスにセントクリストファーズホスピスを創設したことによって始まりました。

看護師として出発した彼女は、背中の痛みという健康上の理由から看護の道を断念して医療ソーシャルワークを学びます。そして、ソーシャルワーカーとして初めて受け持った、末期がんで死にゆく孤独な男性デイビットと恋に落ちます。短く限られたものでしたが共に満たしあえる友情と愛情の中で、ふたりは死にゆく人がどうしたら安らぎを覚えられるかについて率直に話し合います。

デイビットの死後、離別の悲しみを深く体験した彼女はある日スコットランドの自然の中で時間がなくなる体験をします。時間の流れのない今この瞬間、デイビットの安らかな存在が感じられ、すべてが安穏でした。シシリー・ソンダースはこの体験から己を素直にして解放することを通して、死にゆく人々のために安らぎをもたらすことができることを知り、それを生涯の仕事にする決心をします。

彼女は、死にゆく人のための施設である聖ルカで夜のボランティア婦長として働くことにします。この施設は、一八九三年にハワード・バレット博士によって「死に瀕している貧困者のホーム」として設立されました。バレット博士は、入院患者を症例とは考えずに、それぞれの特徴を持ち人生の歴史を持つ小宇宙としてとらえ、それは自分自身にとってだけではなく周囲の人たちにとっても限りない興味や関心の的であると考えていました。そして、その小宇宙の秘密が、時としてホームのスタッフの誰かに打ち明けられることがあることを知っていました。

その当時聖ルカで訪問看護の婦長をしていたひとりは一九〇五年に次のように書き残しています。「どの患者もみな、死期が迫っているという点で似通っている。しかし一人ひとりは、それぞれ自分自身のユニークな人生を生きている。それぞれの個の尊厳を絶対的なものとして大切にすること、その人はその人自身であってほかのだれでもない……そういう、いわば人格の中心に魂が触れるように努めること、それがわれわれの義務なのだ」。

聖ルカでは、一九三五年に救世軍の婦長ミス・ピプキンが来て以来、痛みが襲ってくる前に鎮痛剤を定期的に経口投与することが行なわれていました。患者たちは、最後のときがやってくるまで比較的安楽に、はっきりした意識を保って過ごすことができていました。麻酔で患者を眠らせてしまうこともありませんでした。シシリー・ソンダースは、このことに驚きを覚え、やがて医学を学び医師の資格を獲得します。そして末期患者の痛みを専門的に研究します。

こうした人生の歩みの中で、彼女はセントクリストファーズホスピスを、①モルヒネによる効率的な疼痛緩和、②患者の生活の質を高めるための全人的なケアとそれを可能にするチーム・アプローチ、③患者の個別的ニーズに合わせたケアを提供するための研究とその成果を伝えスタッフを養成してゆく教育、という三つの柱が同時に機能してゆく場として設計しました。

シシリー・ソンダースの動きに同調するかのごとく、アメリカでは一九六九年にキューブラー・ロスが「死ぬ瞬間」を出版し、癌の告知を受けた人々が自らの死を受容してゆく心理的なプロセスを五つの段階にまとめて説明しました。この研究は、死を看取る側の人々の心の中に、心理療法で逆転移と呼ばれるような強い感情的な反応を引き起こすことを明らかにし、死を看取る作業が、自分自身の不安や怒りや絶望と直面してゆく過程を経て、スピリチュアルな実践として無条件の愛を見出す道となり得ることを教えました。

キューブラー・ロスはスイスに生まれ、思春期から青年期にかけて終戦後の荒廃したヨーロッパで「平和を守る国際ボランティア奉仕団」に参加します。このときポーランドのマイダネック強制収容所で壁に刻まれた蝶の絵に心が惹かれます。そして、生き残った一人の女性と出会い「私たちすべての人間の中に強制収容所を作り出した悪魔が潜んでいる」という言葉に衝撃を受けます。これらの体験による啓示は、彼女の人生に大きな影響を与えることになります。このときの体験は後に脳腫瘍をわずらっていたダギー少年の「いのちって、何？　死って何？　どうして、小さな子供たちが死ななければいけないの？」という質問に対して書かれた「ダギーへの手紙」（一九七九）という美しい文章に結晶してゆきます。

彼女は医療や介護を天職と考え、医師となります。結婚してアメリカに渡り、ニューヨークのマンハッタン州立病院では体罰を廃止して多くの分裂病患者を社会復帰させるという画期的な仕事をします。その後、シカゴのビリングズ病院精神科に移り、「死について研究したい」という神学生たちの要請を受け、末期患者たちにインタビューをすることになります。それは彼らを教師として学んでゆく道のりでした。ところが、彼女たちが最初にぶち当たった壁は、病院の医師たちでした。

医師たちは、末期患者にインタビューするということが信じられず、誰一人として協力して患者を紹介してくれるものはいませんでした。「死体を漁るハゲタカ」と罵倒されたこともあったようです。キューブラー・ロスもシシリー・ソンダースも、このような医師や医療世界の無理解や抵抗と根気強く戦いながら死の看取りについての偉大な仕事を成し遂げてゆきました。この点に関して、ファイフェル博士は次のように解釈しています。人が医師になるのは自分自身の死の恐怖を克服するためだと考えられます。ですから、治療が不可能になった患者にインタビューしたり疼痛緩和の薬を使ったりするのは、医者の仕事の限界を認め、自分自身の死への不安を呼び覚まされてしまうことになってしまう、だから医療界はなかなか受け入れなかったのではないか、と。

それから、やっとのことでインタビューを受けてくれるという末期患者が見つかりました。その彼は彼女の訪問を受け容れて、今すぐに話をしたい様子でした。そのとき彼女は、翌日学生たちとインタビューに来ることを約束して去ります。しかし、翌日彼はもう亡き人になっていました。死は誰をも待ってはくれない。これがキューブラー・ロスの最初の学びでした。それからというもの末期患者たちは彼女たちのインタビューに答えることで、実に多くのことを私たちに教えてくれたのでした。

たとえば、患者が自らの死に対する準備的な予期不安からのうつ状態にあるときには、言葉で励ましたりすることは逆効果です。手を握ったり撫でてあげるという感覚的なつながりや理解を伴った見守りの中で悲しむことが許されることが大切です。時に静かに祈ることが必要かもしれません。静かに一緒にいるだけでもスピリチュアルなケアになるのです。

スピリチュアルケアは、このようなホスピス運動におけるターミナルケアの中からその重要性が見出されてきたものです。従来は宗教が担ってきたところが少なくありませんが、医療という文脈の中でその重要性が再認識されたことによって、宗教の枠を超えた普遍的なものとして定義されたことに深い意味があります。

スピリチュアルケアの教育に関しては、キリスト教をベースにしたＣＰＥ（Clinical Pastralcare Education 臨床牧誠教育）が洗練されたシステムを作り実績を上げてきました。また、キューブラー・ロスと共にワークショップを行なったスティーブン・レヴァインは、仏教のヴィパッサナー瞑想などの実践が、死を看取るスピリチュアルケアに必要不可欠なプレゼンス（その瞬間にクライアントとともにいることのできる意識の保ち方、存在感）を養うために有効であることを教えています。

フランク・オスタゼスキは、ロスやレヴァインに学びながら、サンフランシスコの禅センターを拠点にして禅ホスピスプロジェクトを立ち上げました。禅センターの修行者が癌で亡くなるのをコミュニティーで看取った体験がきっかけとなり、エイズ患者の爆発的増大に連れてプロジェクトは成長しました。ヴィパッサナーや禅などの仏教瞑想を基盤としたトレーニングプログラムでボランティアを養成し、ラグナ・ホンダ病院の緩和ケア病棟と提携してホスピスのチームの一員として、死にゆく人々に寄り添うケアをスピリチュアルな実践として提供しているものです。現在このボランティアトレーニングプログラムは、世界中の緩和ケアで働く医師や看護師ら専門職たちも学ぶ基本的プログラムになっています。

アメリカの仏教コミュニティーでは、サンフランシスコ禅センター以外にも、修行仲間の死を看取ることとのスピリチュアルな学びをきっかけに、同様なプログラムを作り上げ実践しているところが少なくありません。

人生で大切な五つの仕事

このようなホスピス運動の流れの中で病院のスタッフや家族やボランティアたちと共に多くの死を看取ってゆくと、終末期にはいくつかの大切な心の仕事がなされていることがわかってきます。北サンフランシスコのペタルマ市でホスピス医をしているスコット・エバリィは、この心の仕事を五つのテーマに分けて説明しています。それは、①人生の意味を見直す、②自分を許し他人を許す、③お世話になった人に「ありがとう」を言う、④大切な人に「大好きだよ」と言う、⑤さよならを告げる、です。

これら五つのテーマは、すべての人々が死ぬまでの間に完全にやり遂げなければならないというものではありません。これらのうちのどれかひとつであっても、たとえ完全にやりきれないとしても、それが大切なことだと気がつくだけでもいいのです。そして、その人がそれを大切なことであると感じているということを誰かが一緒に共感して見守ってくれるだけでも、それがスピリチュアルなケアになっているのです。

①……人生の意味を見出すこと

緩和ケア病棟で働く看護師さんたちから、「患者さんに『死んだらどこに行くんでしょうね？　死後の世界ってあるんでしょうか？』という質問を受けてどう答えたらよいかわからず困ったことがあるんですが、こんなときはどうしたらよいのでしょう？」という質問が出ることがあります。「そんなときにこそお坊さんや牧師さんのような宗教者にいてほしいと思います」と言う人もいますし、「自分でも宗教的な修練を積んでおけばよかったと感じます」と言う人もいます。

末期患者さんからこのような問いを受けたときスピリチュアルケアにおいて大切なこと

は、あらかじめ「死後の世界があるのか？」とか「死んだらどこに行くのか？」という問いに対する答えを知っていること、用意しておくことではありません。大切なのは、死後の行方というテーマを通してその人が自らの人生を語りなおすための環境を提供できるかどうかです。ですから、たとえ自分が死後についての世界観を持っていたとしても安易に自説の説明をしてしまうことは要注意です。患者さんが自分自身の人生について考えたり語りなおしたりする機会を失うことになりかねません。それではケアする側の自己満足に終わってしまう可能性が高くなります。

まずは「死後のことが気になっているんですね」という確認をして、「もし死後の世界があるとしたら、どこに行くと思いますか？」とか、「もし次に生まれ変わることができるとしたら、どこで何をしたいと思いますか？」というように問い返してゆくことで語りの舞台設定をしてみることがよいのではないかと思います。

今、ここ、の人生に満たされている瞬間には、将来何をしたいというような欲求や希望の入る余地はそれほどありません。今、ここ、で何か足りないものを感じていたり、気になっていることがあるからこそ、それを満たしたり解決するために、未来に関する時間的な思考が発生してくるのです。あるいは、「自分はどこから来たのか？」とか「なぜ生まれてきたのだろう」という過去を尋ねる問いが生まれます。

人生コーチングで、「来世があるとしたら何をしたいですか?」という質問をして、出てきた答えに対して「それを今この人生で実現しているところを想像してみてください。それがあなたの本当の自分の願いなのかもしれません」と説明する手法があります。これは、来世を本当の自分の願いを映し出す鏡として使っているのです。

その人が死後の世界があると嬉しいと思うのか困ると感じているのか、それはなぜなのかについての感触を察知することも重要です。

仏教には六道輪廻《ろくどうりんね》のコスモロジーがあります。地獄は攻撃性や不安や恐怖を象徴する世界、餓鬼は過去の満たされなかった欲望にしがみつくあまり、今目の前に与えられているものを受け取ることができない苦しみを象徴する世界、畜生は食欲や性欲に盲目的に支配された状態を象徴する世界、修羅は自我の攻撃的闘争心を象徴する世界、天界は自我境界が一時的に融解したときに体験される、つながりの喜びや審美的な喜びを象徴する世界と心理学的に解釈することができます。そして、人間世界は自分自身のさまざまな側面を体験しなおしながら本当の自分を探し出すための世界です。

六道輪廻の各世界を巡りながら助けてくれる地蔵菩薩、あるいは観音菩薩は人生のいろいろな危機的場面で、仏教的なスピリチュアルなケアを提供する象徴的表現です。人生の地獄的側面に対しては攻撃性による破壊への不安や恐怖から守ってくれる安心を提供します。餓鬼的側面には過去へのこだわりを手放して、今ここにあるものを受けとめる心が開けるように支援します。畜生的側面には食欲や性欲を高次の関心へと昇華する道を示します。修羅的側面には攻撃的闘争心を、分析的な知性に育みなおせるように対応します。天国的側面には、喜びを糧にして自己存在の有限性を認め、思い通りに支配することができない人生の流れに委ねる謙虚さを学ぶ必要を説きます。人間世界での人生は、そうした営みを通して本当の自分を探してゆく場所なのです。

「死後にどの世界に生まれ変わるか？」、「自分はどこから何のためにやって来たか？」という問いは、自分はこの人生において、どんな課題をどのように取り組んできたのかを見つめなおすための語りの舞台装置でもあります。それは人生の使命（ミッション）という言葉で表現されることもあります。私たちの人生の意味や使命というものは、根源的に欠如しているものを補い満たそうという魂の働きによるものです。それは家族や家系の中で修復しなければならない葛藤や、癒さなければならない傷を課題として取り上げることもあります。魂には、自分自身を含めて自分を生み育てる家族や家系全体を愛そうとする傾向があるからです。あらゆる宗教が愛や慈しみを説く理由がそこにあります。

自らの人生で抱えた葛藤、傷ついたことがそのとき感じたことを含めてそのまま素直に話せればそれに越したことはありません。それができれば、わざわざ人生の意味とか使命を大上段に構えずとも淡々と人生を語り振り返ることができます。自分自身が苦しみ、こだわり、葛藤し格闘して、そこにまた喜びがあったからこそ人生の意味とか使命ということが大きな力を持つのだと思います。そして、人は意味を見つける作業を通してその事柄を自分の人生の中に受容してゆくのです。

人は自分自身の大切にしている価値観や人生の意味などを親しい大切な人に理解して認めてもらいたいという願いを持っています。ですから、人生の意味や使命について語られたときには、その意味や価値観がその人にとって大切な妻や子供たちなどから認められ共有されているかどうかについても注意を払う必要があります。もちろんケアワーカーが共感的に受容することは大切なことではあります。しかし、人生の最後を迎えるにあたっては、当事者にとって大切な人たちとの間でそれが確認され、受容されることはさらに重要なことなのです。

②……自分を許し、他人を許すこと

自分を許すことと他人を許すことは表裏の関係にあります。どうしても他人が許せないときには、同じテーマで自分自身を許せていないということがあるものです。自分が自分であることを許し受容することは、乳幼児期の親子関係によって基盤が作られます。許しの問題は、その土台の上で人が一生をかけて取り組んでゆく必要のあるテーマです。

たとえば、小さな頃に「お前が男の子だったらよかったのに……」と何回も言われた女性は、自分自身の女性性を認め女性らしく生きることができなかったそうです。彼女は終末期になってそのことを思い出し、残された時間を草花や小さな動物たちを愛でたり、夫から優しく手を握ってもらいながら話し合うことなどを通して自分自身の女性性や女の子らしさを生きてゆきました。

「男の子なんだから泣いちゃだめだよ」と母親から言われて育った男性は、末期がんであることを告知された時、そのショックや不安をどのように処理してよいかわかりませんでした。夫婦そろってのカウンセリングのときに、不安になったら奥さんの手をとって「こんな不安があるんだ」と話して泣いてもいいのですよ、そして膝枕してもらって落ち着くまで抱っこしてもらえたらもっといいかもしれませんというアドバイスを受けて、それを実践しました。奥さんには、そんなときには何かの正解を答えることは重要ではないこと、安易に励ましたりせずにその不安を一緒に抱えるようにして共に時間を過ごすスペースを提供することを心がけることがお願いされました。

その男性はそうして不安な気持ちを語りながら涙を流すことによって、自分の中の男性性が弱まるどころか、泣いてすっきりした分、改めて残された人生にしっかりと立ち向かおうという勇気が湧いてきたそうです。奥さんのほうは、強がっていた男の子が本音を漏らして甘えてくるのを抱っこしてあげられた母親のような喜びが感じられたそうです。

緩和ケア病棟に入院してきた七〇代の女性Nさんは、ものの置き場所や扱い方などのこまごました点について看護師たちに注文の多い人でした。看護師たちは神経質なNさんに対して苦手意識を抱くようになっていました。そんなあるとき、ボランティアの若い学生がやってきてNさんと三〇分ほど話をしました。

学生は、以前に参加した瞑想講座で「小さな頃に呼ばれていた名前」を使って人生を回顧するロールプレイ体験を思い出し、Nさんに小さな頃はなんと呼ばれていたのかを尋ねてみました。するとNさんは、小さな頃に呼ばれていた名前をきっかけに、武家の生まれだった厳しい祖母から「武士の家の娘は何事もきちんとやりなさい」と厳しくしつけられ、ほかの子どもたちのように自由に遊ぶことが許されず、悔しくて隠れて涙を流したことなどを思い出して、孫のような若い学生に辛かった経験を涙混じりに話してくれました。

ボランティアの学生は、その印象深い話をボランティア日誌に細かに書き残しました。それをたまたま読んだNさんの担当看護師は、どうしてNさんがあれほどまでに几帳面なのかがよく理解できて、Nさんのことが許せるように思えました。ケースカンファランスで病棟のスタッフ全員にNさんの生まれ育ちの辛かった体験が共有されると、病棟のチームとしてのNさんに対する対応にもなんとはなしのゆとりが生まれてきました。Nさんの昔話に耳を傾けるスタッフも出てきました。

そうするうちに、Nさんのほうから、「何で私って、こんなに細かなことにこだわるんでしょうねぇ……」と話すようになり、「娘や息子たちにも厳しすぎたかもしれないわ……」と漏らすこともありました。そんなNさんの言葉や変化を、訪問してくる娘や息子さんの家族たちに伝えると、「おばあちゃんも辛かったんだね。確かに厳しかったけど、そのおかげで社会に出て助かったこともあるんですよ」という言葉が返ってきました。こうしてNさんは自然な流れの中で自分の厳しさの背景にあるものに気づき、自分を許し、家族たちともあらためて許しあい感謝しあうときを過ごすことができました。

③……「ありがとう」を伝えること

団塊の世代が定年を迎える二〇〇七年になると、夫の退職金を折半して離婚して自己実現を目指して第二の人生を歩み始めようとしている妻たちが多いという話があります。ある離婚相談所が彼女たちに「どのような条件があれば離婚を思いとどまりますか？」というアンケート調査をしたところ、「ありがとうの言葉をかけてくれる」、「作った料理に対しておいしいとコメントをくれる」などの理由が上位を占めたそうです。団塊の世代の日本人男性にとっては、「ありがとう」という言葉を妻にかけることはまだ身についた習慣になってはいないのかもしれません。

ある年代以上の男性にとっては、身近な女性である妻に「ありがとう」を言うことは恥ずかしいことのようです。言わなくてもわかっているはずだという思い込みがあります。男、夫、親、教師、上司などという対面にこだわって感謝の気持ちを「ありがとう」の言葉にすることに気後れを感じてしまうのは文化の一部なのでしょうか？ お互いにわかっているものとしてわざわざ言葉に出さないでいることを慎み深いこととする伝統があるのかもしれません。しかし、「ありがとう」と言葉にすることで、報われたことへの喜びが湧き上がり確認の安心が生まれます。

「ありがとう」を伝えることを忘れやすい、難しい関係のひとつが親子関係です。親が子どもに対して「生まれてきてくれて、ありがとう」という気持ちになること、子どもが親に対して「生み育ててくれて、ありがとう」という気持ちになることは、とても大切なことですが難しいことでもあります。それを言葉にして伝えることはさらに難しいことなのかもしれません。私は、ボランティアで通っていた子育て支援サークルで毎月行なわれるお誕生日会で、「ハッピーバースデートゥユー」をこんな風に日本語に訳して歌っていました。

「誕生日おめでとう。生まれてありがとう。出会えてよかったね。誕生日おめでとう」。

私は自分の子どもが生まれてから、人を思いやるということがどのようなことなのかを本当に理解できたような気がしました。そして、自分の親に対しても、私が自分の子どもを愛おしく思うように、私のことを愛おしく思いながら育ててくれたのであろうことを実感しました。親に対して「生み育ててくれてありがとう」と思えるようになったとき、それと同時に親から少し自由になったような安堵感を感じました。それは自立の感覚だと思いました。親に反抗しているうちは、反抗という形で依存していたのだと感じました。

私が禅宗で修行していた頃、中国の禅僧の物語で、四十数歳になって始めて母親の胎内から出てきたという公案を学んだことがありました。四〇過ぎまで母親のお腹の中にいるということが何を意味するのかをその当時は理解することができませんでした。しかし、親に対する感謝の気持ちが芽生えると同時に自立と自由の感覚を得た体験をしたとき、はじめてこの公案が解けたような気がしました。悟りを開いて輪廻から解脱するということは、自分を生み育ててくれた親の引力圏からも脱出することができたということです。無意識的に学んでしまった親の色眼鏡を外すことは意外と難しいことなのです。

人間に完全な人がいないように、完璧な子育てのできる親はいません。ですから、親に感謝するといっても、もし親が虐待的だった場合には、その親のすべてに感謝するということではありません。どんな親であっても、命をつないでくれたこと、それを自覚できるところまで育ててくれたことへの感謝の念です。

認知症にかかった妻の世話をするようになったKさんは、医師から彼女が回復することのない癌にかかっていることを知らされ、どうしてもそのことが受け容れられませんでした。二人の間にはひとり娘がいて、離婚して戻ってきて近くのアパートで暮らしていました。Kさんは七〇代半ばですが、今でも会社の役員などをしていて時々出かけます。そのときには娘さんが家に来て母親の面倒をみます。母の面倒をみることを通して父親のKさんと話しはしますが、娘さんとKさんの父娘関係はしっくりいっていません。

Kさんが妻の命が残り少ない現実を受容できないでいる背景には、どうも娘さんとの関係がうまくいっていない問題が絡んでいるようです。奥さんが亡くなれば、母親の面倒をみるために近くにいてくれる娘も自分から離れていってしまうのではないかと不安だと言います。ある日のこと、Kさんが外出中に、奥さんと娘さんは二人だけで奥さんの誕生日のお祝いをしてしまいました。帰宅してからそのことを知ったKさんは、さすがにショックで、いろいろと相談していたケアマネージャーに電話して、気持ちを吐露しました。

ケアマネージャーは、翌日Kさんの自宅を訪れ、娘さんとKさんと三人で話をする時間をとりました。Kさんは、自分が仕事をしていたときは、育児をすべて妻に任せてしまって子育てにかかわれず申し訳ないと思っていること、妻には深く感謝していたのだけれども、それを言葉や贈り物で示すことを怠っており、認知症にかかってからはそのことを伝えるには遅すぎると後悔していることなどを娘さんに話しました。娘さんは、小さい頃から母親から父親に対する愚痴を聞かされており、父は家庭を顧みず、母親に対して感謝の気持ちも持ち合わせていないのだ、と決め付けて嫌っていたことを正直に告げました。

ケアマネージャーは、認知症にかかった奥さんに過去のことに対する感謝を伝えても理解してもらえないかもしれないけれど、今ここで体験する日常的なやり取りに関しては小さな「ありがとう」をたくさん伝えることは可能であることを提案しました。

それからのKさんは、日常的な世話の中で奥さんが紅茶を飲んだカップを返してくれたことに対しても、庭に咲いている花の美しさを話してくれたことに対しても「ありがとう」の気持ちを伝えるように心がけました。日常生活の中で小さな「ありがとう」をたくさん見つけてゆくうちに、Kさんは昔娘さんが生まれたときのことを思い出しました。あの時は、娘さんが生まれてきてくれたことが本当に嬉しくて、赤ちゃんの笑顔にとても癒されたものでした。Kさんはその思い出を素直に娘さんに伝えました。「お母さんとの間に生まれてきてくれて、ありがとう」と言葉にすると、胸が熱くなり涙がこぼれました。その言葉を聞いたことで娘さんの態度も柔らかくなってきました。

それからのKさんは、たとえ妻が亡くなったとしても娘さんに自分の面倒をみてくれるように近くにいてほしいとは強く思わないようになりました。娘には娘の道がある、またよいご縁があれば家庭を持てばよいと願えるようになりました。そう思うと、三人で過ごす時間は、なんとなく新しい家族で過ごすような不思議な楽しさとあたたかさを感じられるものとなりました。

④……「大好きだよ」と言うこと

英語圏では、さまざまな場面で"I love you"を本当によく使います。恋人同士の間だけではなく、夫婦の間でも、親子の間でも、折に触れて"I love you"を言います。日本語に訳すとき「愛しているよ」と訳すと、なんとなく照れくさくて言いにくいものですが、「大好きだよ」なら少し言いやすいかもしれません。「ありがとう」と並んで日本人（特に男性）にとって言葉にしにくいのが「大好きだよ」、「愛しているよ」、「あなたのことを大切に思っているよ」なのではないでしょうか。

私はトロントのチベット寺院で僧院長の出張中に留守番をしたことがあります。一三代目の生まれ変わりとされるザセップ・リンポチェのゴンパ（部屋）で寝泊りすることになったのですが、そこには代々伝えられてきた多くの経典と法具が置かれていて強いパワーを感じました。最初の三日間はなんとなく興奮してよく眠ることができませんでした。そこで慈しみの瞑想をすることにしました。すると四日目には雰囲気ががらりと変わって、私はおじいちゃんに見守られて遊ぶ子どものような気持ちになって安心して眠れるようになりました。

チベット密教の見慣れぬ神々のタンカ（図像）に囲まれ、そこで寝泊りしている白人の密教修行者たちと共同生活しながら、同じ仏教とはいえ左翼と右翼くらいに違った上座部仏教のヴィパッサナー瞑想を教えることは無意識的に予想外のプレッシャーだったようです。ある朝ベッドの上で目を覚まし、大きな窓から燦燦《さんさん》と注ぎ込んでくる朝日を浴びながら、私はなんとはなしの寂しさに襲われました。そのとき、私はふと自分に対して“Vimala, I love you”と言いました。すると胸が温かくなって涙がこみ上げてきました。私は両手で自分の両肩を抱き、全身を抱きしめながら何度も「ウィマラ、愛しているよ、大好きだよ」と繰り返しました。

ちょうどその少し前に、リンポチェの先生に当たるゲシェラが尋ねて来て私を中華料理屋さんに招待してくれたことがありました。ゲシェラはカナダに移住して十数年間病院で死体洗いの仕事をしながら細々と仏教を教えてきたのだそうです。そのとき隣のテーブルに乳母車に赤ちゃんを乗せたお母さんがやってきました。むずかる赤ちゃんにお母さんがてこずっていたとき、ゲシェラはお母さんに挨拶してにっこり笑って赤ちゃんに手を伸ばすと、一瞬のうちに赤ちゃんの機嫌がよくなってなついてしまいました。

私はあっけにとられて見ていたのですが、そのときゲシェラは赤ちゃんに確かに"I love you"を言っていたような気がしたのです。そしてゲシェラが寺院に帰って、娘さんに電話をしていたとき、私はゲシェラが娘さんに"I love you"を言って電話を切るのをたまたま目撃してしまいました。そんなゲシェラの「アイ・ラブ・ユー」に感化されてしまったのかもしれません。

私は燦燦と注ぎ込む朝日の中で自分を抱きしめ、自分自身に何度も「大好きだよ」と言って泣いたとき、「アイ・ラブ・ユー」の本当の意味がわかったような気がしました。

Ｐさんは癌の末期で、私が担当医から呼ばれた時には余命が一ヶ月くらいだというときでした。Ｐさんを看病している娘さんに聴覚障害があって手話通訳が入ってもうまくコミュニケーションできず困るときがあるのでサポートしてほしいという要請でした。最初は娘さんの話をよく聞いてみました。気持ちがうまく伝え合えずに時々喧嘩してしまい、そのたびにひどい嫌悪感に陥るのだそうです。私は、喧嘩しない親子はほとんどいないこと、喧嘩しないようにするより喧嘩したらちゃんと仲直りできることのほうが大切だと思うこと、完璧な看病にこだわりすぎないことを伝えました。五年ほど前にお母さんを病院で看取ったそうですが、そのとき思うようなことがしてあげられなかったので、お父さんは家で看取ってあげたいと思ったのだそうです。

それから、Ｐさんと娘さんと三人で話し合いながら、目線や瞬きを使って簡単なコミュニケーションができることを伝えました。そして、お母さんのことを少しだけ話しました。ひと段落して、娘さんが帰り支度をしている担当医たちと話しているとき、Ｐさんは身体を起こして、精一杯のかすれ声を出して、「今日はありがとうございました。目でこんなに話ができるなんて知りませんでした。これからもっともっと勉強しますよ」と言ってくれました。私は小さな声で、「娘さんに『お前のことを、喧嘩しても、大好きだよ』って伝えてあげてくださいね」と言いました。

それからしばらくして、娘さんからＰさんが亡くなったというメールが来ました。Ｐさんが目で伝えたのか、口で言ったのか、ジェスチャーしたのかは定かではありませんが、娘さんからのメールを読むと、Ｐさんのその気持ちがしっかりと彼女に伝わったことは確かなようです。

⑤……「さよなら」を告げること

未熟児の集中治療室で働いている臨床心理士の女性からうかがったお話です。妊娠後七ヶ月くらいで生まれた未熟児さんがいました。両親は定期的に会いに来てくれていました。その日、赤ちゃんの容態が悪化して集中治療室の中でスタッフがあわただしく動いていました。両親はガラス越しにその様子を見ていましたが、時々あることだったので、「ちょっとどこか悪いのかな……」といつものことのように思っているようでした。

彼女がスタッフに尋ねてみると、どうやら容態はひどく悪いようで、翌日まで持つかわからないという状態でした。彼女は思案して、スタッフに了解を得た上で、両親に赤ちゃんの容態が思わしくないこと、もしかしたら明日まで生きていることは難しいかもしれないかもしれないということを丁寧に伝えました。両親は驚きましたが、そのことを受けとめて、わが子と最後の時間を過ごすという心構えで一晩を共に過ごし、翌日赤ちゃんの最後を看取りました。

赤ちゃんのお葬式が終わってしばらくしたころ、両親が彼女のところを尋ねてきて、「あのとき、『これが最後のときになるかもしれないよ』ということを告げてくださってありがとうございました。おかげで大切な時間を過ごすことができました。短い時間だったけど、あの子が私たちのところに来てくれて本当によかったと思えています。愛するということについて教えてくれたような気がしています」と話してくれたそうです。

誰かが「これが最後のさよならの場面ですよ」ということを告げて、善し悪しを超えてそこで起こることを見守っていることによって、それぞれにとって大切なやり取りがなされるのです。これは、スピリチュアルケアにたずさわるものの大切な役割ではないかと思います。

それ以上治療することが、効果をもたらさない末期がんや難病であることを告知することは、そのようなさよならを伝え合うためのプロセスが始まるための大切なきっかけになります。告知がなされない場合には、家族や看護スタッフたちは大切な事実を隠したままで、ある種の演技をしながら時間をすごさねばなりません。やがて本人がなんとなくその事実を悟って、それとなく別れを告げることもあります。周囲は間接的にそうなることを望んでいるのかもしれません。本人を傷つけることが怖いですし、自分も傷つきたくはありません。

周囲が真実を隠して演じているために本人と周囲の間でさまざまな葛藤やトラブルが発生することは少なくありません。真実を受け止めるときには心が痛むこともあります。しかし、ふさわしいサポートが与えられるならば、私たちの心はその真実を受容することによって苦悩から解放されてゆく力を持っているのです。

その一方で、死というものはいつもそのような準備をする余裕を与えてくれるとは限りません。ある少女は、警察官のお父さんが出勤する間際に些細なことで口喧嘩をしてしまいました。その日の午後、お父さんは強盗犯を捕まえようとして狙撃され殉死しました。

お父さんの死を伝えられた瞬間から彼女の心の中には「あの時口喧嘩せずにいつものように笑顔で送り出していたらお父さんは死なずにすんだかもしれない」という罪悪感のような気持ちが募ってゆきました。その気持ちを誰にも話すことができず、彼女は次第に気がめいってきて学校に行くことができなくなりました。心配したお母さんのはからいで、彼女は親をなくした子どものための支援センターに通うことになりました。

そこではさまざまな理由で親を亡くしたり親と離れて暮らすことになった子どもたちが集まって一緒に遊び、時には激しく感情を吐き出し、時には輪になって自分の気持ちを正直に話すセッションが専門家たちの見守りの中で行なわれていました。

ある日のこと、円座してみんなの話を聞いているうちに、彼女はある男の子の口から「ボクがあんなことしていなければママは死ななかったかもしれない」という言葉を聞きました。すると涙がこみ上げてきて、自分の中にある同じような気持ちを話してみようと思いました。彼女が勇気をふりしぼって、お父さんに対する自分の気持ちを話し終えると、見守っていた大人のワーカーが二人をそれぞれ抱きしめてくれて、「これまで自分のせいでお父さんが死んでしまったと思って苦しんできたのね。でもね、あなたのお父さんが亡くなったのは、あなたと口喧嘩したせいじゃないのよ。別な理由で、正しいことを守るためにあなたのお父さんは命をかけたのよ」と言ってくれました。

それ以来彼女は気が楽になって学校に通うことができるようになったそうです。それから数年がたった今、彼女は家を出るときや友達とさよならをするときには、一息ついて、気持ちをこめて「行ってきます」や「さよなら」を言うようになっている自分に気がつきました。

人生の初めと終わりをつなぐテーマ

スピリチュアルケアワーカーとして、終末期にある人たちに寄り添い、このような出来事を見つめていると、人は死を前にすると幼少期の魂の体験が蘇り、そのころにやり残した課題をやり遂げようとする傾向があるのではないかという気がしてきます。言葉を話す前の赤ちゃんには、あらゆる情報をキャッチするためのアンテナがあり、大人が無意識的に抑圧している事柄も敏感に察知しているようです。子どもの心に影響を与えるのは、大人のこうした無意識的な情動や行動であることが少なくありません。

言葉を話すようになると言語記憶に取って代わられて思い出せなくなる乳幼児期の体験は、大人になって魂とかスピリチュアルとか呼ばれる領域での体験のもとになるものです。

乳幼児期の体験がどのように人生全体に影響を及ぼすのかについては第四章で詳しく論じます。ここでは、人生で大切な五つのテーマというのは、実は終末期だけではなく子育てにおいても大切なものであり、人生の最初と最後をつなぐテーマでもあるということを確認しておきたいと思います。

第二章　思いやりの心を養う——ケアへの志を支えるもの

この章では仏教における慈しみの瞑想を中心に話をします。それはスピリチュアルケアにおける志を支える思いやりを育むための最も具体的かつ総合的な訓練法だからです。思いやりは、相手に関心を向け、相手をありのままに知り、相手の状態を気にかけ、相手の幸せを願い、相手を見守る心の働きです。仏教では思いやりを慈しみ、痛みへの共感、喜びを共にすること、平静に見つめることの四つの心の保ち方として総合的にとらえています。それらは慈悲喜捨《じひきしゃ》、四無量心《しむりょうしん》あるいは清らかな過ごし方と呼ばれています。

それではまず最初に慈しみの教えが説かれた背景から見てゆきましょう。

精霊たちを味方にする戦術

ブッダの弟子の修行者たちは、リーダーを中心とした修行グループを作り、托鉢で食べ物を得て遊行しながら、苦しみからの解脱という目標に向かって瞑想の修行に励んでいました。あるとき、ひとつのグループが森の神木である立派な木を見つけ、その周辺で瞑想修行をすることにしました。

ところが、翌朝、朝の集いにやってきた修行者たちは疲れきった様子で顔色もさえません。「夕べは恐ろしい音声に悩まされて眠れなかった」、「私は悪夢を見た」、「ひどい臭いがして息苦しかった」など、多くの者たちが苦情を訴えました。せっかくよい場所を見つけたと思ったのに、とんでもない所だったのかもしれません。そこで彼らは、ブッダにどこか他に修行に適した場所がないか相談してみようと合議して、ブッダのもとを尋ねました。

ブッダは、修行者たちの話に耳を傾け、じっと静かに感じた後で彼らにこう言いました。「あなたたちには、その場所以外によい修行の場所はありません。その神木のところに戻って修行を続けなさい。しかし、このまま戻っても同じことのくり返しでしょうから、あなたたちに修行の武器をあげましょう。それは慈しみの瞑想法です。

実は、その神木には精霊の家族が住んでいます。あなたたちは、その精霊たちに何の配慮もせずに、自分たちの勝手で瞑想修行を始めてしまいました。瞑想修行には霊的な威力があります。その威力に気おされて、精霊たちは住処としていた神木から降りることができなくなり、困り果てて、しまいには怒ってしまいました。それで、あなたたちに悪夢を見せたり、恐ろしい声を聞かせたり、嫌な匂いを放って、あなたたちを神木の周りから追い払おうとしたのです。

その神木の場所に戻ったら、みんなで慈しみの瞑想をして、精霊たちに思いやりの心を送りなさい。そうすれば、あなたたちの瞑想修行は順調に進んでゆくことでしょう」。

修行者たちはブッダから慈しみの瞑想法を学び、森の神木のところに戻り、慈しみの瞑想に励み、精霊たちに慈しみの心を送ってから、それぞれの瞑想修行を続けました。慈しみの心を送られた精霊たちはとても喜びました。以前と同じように自由に動き回れるようになった上に、これまでになく温かな心になって嬉々としてきました。やがて精霊たちは、修行者たちの瞑想修行に関心を持ち、お手伝いしたいという気持ちになり、さまざまな仕方で修行者たちの瞑想修行を応援したということです。

そのときに、ブッダが修行者たちに教えたといわれる「慈しみの教え（メッター・スッタ）」が、スッタ・ニパータという経典に伝えられています。

人生の目的に巧みな人は、平安の境地である涅槃を悟って次のようになすべきである。修行する能力があり、素直で、正直で、忠告を素直に受け入れ、柔和で、高慢であってはならない。

足ることを知り、養い易く、雑務が少なく、生活は簡素であり、感覚器官は静まり、思慮深く、粗暴でなく、在家の信者に対して貪欲を起こさない。

他の賢者たちから非難されるような下劣な行ないを決してなさい。すべての生き物たちは、幸福であれ、平安であれ、安楽であれ。

すべての生きとし生けるものたちは、怯えているものも、強剛なものも、長いものも、大きなものも、中くらいのものも、短いものも、微細なものも、平たいものも、見たことのあるものも、見たことのないものも、遠くに住むものも、近くに住むものも、すでに生まれたものも、これから生まれようとするものも、すべての生き物たちは幸せであれ。

他人を欺いてはならない。どんな場合でも決して人を軽んじてはならない。腹を立て瞋恚の想念を持って互いに相手の苦しみを望んではならない。

母親が自分の一人子をいのちをかけて守るように、そのようにすべての生き物に対する無量の慈しみの心を育むべきである。

全世界に向けて、上にも、下にも、横にも、滞りのない、恨みのない、敵を作らない無量の慈しみの心を起こすべきである。

立っていても、歩いていても、座っていても、横になっていても、眠らないでいる限りは、このような慈しみの念をしっかりと持とうと決意するべきである。これが清らかな生き方であるとこのブッダの教えでは説かれたのである。

（慈しみの心を養って）生活習慣が整いものを見る目が備わった人は、邪見に陥らず、欲愛への貪りを除き、実に再び母胎に宿ることはないであろう。


慈しみの教えは、日本の般若心経のように、ビルマ、タイ、スリランカ、カンボジア、ラオスなどのテーラワーダ仏教諸国で日常的によく読誦されています。日常の心がけとして大切なものですが、瞑想法としても多くの人々によって実践されてきているのです。

それでは次に実際の瞑想法について詳しくみていきたいと思います。

イメージ瞑想としてのアプローチ

慈しみの教えを瞑想として実践する場合、集中（サマーディ）型のイメージ瞑想として実践する方法と、洞察（ヴィパッサナー）型の気づきの瞑想として実践する方法とがあります。最初に、一般的に行なわれているイメージ瞑想としての実践法を紹介します。

姿勢は、立っていても、歩いていても、座っていても、横になっていても、目覚めている限り瞑想することができます。イメージに集中しやすい、自分自身の内的な世界に篭《こも》りやすい姿勢と環境がよいでしょう。

まず最初に、準備として自分自身を慈しみの心で満たします。

「私は、怨みのないものとなりますように。憂いのないものとなりますように。苦悩のないものとなりますように。私は幸せでありますように」と心の中でくり返し、イメージを膨らませてゆきます。アビダンマ仏教瞑想心理学では、慈しみを、「あらゆる形態の怒りを離れた状態である」と定義しています。そのときに自分が手放したい怒り、開放されたいと思っている感情があれば、「私は怒りを手放せますように。自己嫌悪から解放されますように。憎しみから自由になりますように……」などと、心から湧き上がってくる思いを言葉にして、イメージを膨らませるとよいでしょう。

具体的な怒りや、憎しみや、自己嫌悪の記憶が蘇ってきて心が動揺してしまう場合には、「すべてのものが移り変わる。この怒りを手放すことができますように」と繰り返し強く祈ります。無常を思い出し、その感情を手放して自由になっている自分の姿をイメージすることで、その感情が鎮まってゆきます。

自分を慈しみの心で満たすことができたとき、自分以外の存在に向けて慈しみの心を送る準備が整います。他者に慈しみを送る場合、個人的にイメージを膨らませてゆく方法と、前後左右上下の方角に分けて慈しみを送る方法の二つがあります。

個人的に慈しみを送る場合には、まず最初に、自分がお世話になっている人や尊敬の念を抱いている人からはじめます。その人のことを思い浮かべて、「あなたが怨みなく、憂いなく、苦悩なく、幸せでありますように」と祈ります。

祈りが深まり満ち足りてきたら、次に、好きでも嫌いでもないごく普通の知人を思い浮かべ、同じように慈しみを送ります。それから、自分の好きな人に慈しみを送ります。最後に、自分の嫌いな人に向けて慈しみの心を送ってみましょう。自分の苦手な人、敵対する人に慈しみを送るのは大変難しいことです。それまでの瞑想によって相当な集中力を養っていないとうまくいきません。心が反発してしまう場合には少し休んで、しばらくしてからもう一度挑戦してみましょう。

どうしてもうまくいかない場合には、自分はその人のどんなところが嫌いなのかを探ってみます。たとえば、その人の物言いが命令口調で支配的なところが気に入らないのだとします。自分の中にも似たような性格がないかどうか振り返ってみます。私たちが誰かを嫌いだと思うときには、自分の中にもどこか似たようなところがあり、しかも自分自身のその性格を好きになれないでいるという場合が少なくありません。そんなときには、自分がその性格をうまく使いこなせるように努力してみることも役立ちます。

自分の中にある命令的で支配的な傾向を自覚します。ついつい命令的になって支配的な態度をとってしまう状況を思い出しながら、そのとき自分が何を恐れているのか、何を求めているのかについて考えてみましょう。それがわかったら、自分のために「安心して自分のペースで仕事ができる環境に恵まれるといいね」と祈ってあげましょう。それから、その性格を、何かのピンチを切り抜けるために、仲間を上手にリードしてゆく力として育ててゆけないかイメージしてみます。自分の中の嫌いなところをすぐになくそうとするのではなく、その力の本質を上手に使いこなす道を探してみるのがよいのです。これは智慧の要素を上手に使ったイメージ瞑想や、誘導的な催眠療法につながります。

方角に分けて慈しみを送る方法では、息を吸いながら自分の身体が慈しみに満たされてゆくようにイメージし、息を吐きながらハートから慈しみが前後左右上下それぞれの方角向かって流れ出してゆくようにイメージを膨らませます。呼吸のリズムに合わせて「すべての生き物たちが幸せでありますように」と祈ります。

ひとつの方角が充分に満たされたら次の方角に移ります。前後左右上下すべての方角を終えたら、方角を区切ることなく世界全体に向けて、「すべての生き物たちが（怨みなく、憂いなく、苦悩なく）幸せでありますように」と祈ります。

このような集中型の慈しみの瞑想に熟練してくると、自分と他者とを分け隔てる壁が薄らいで、いのちの喜びに包まれるようになります。それは集中型の瞑想がもたらす一体感の生み出す喜びです。

洞察型の慈しみの瞑想法

洞察型の気づきの瞑想として慈しみを修養するときは、特別なイメージや祈りに集中する必要はありません。今ここに生じている感情をひとつひとつ丁寧に感じながら見つめてゆきます。その感情がどのようにして生じてくるのか、その感情の持つ魅力は何か、その感情はどんな痛みをもたらすのか、消え去った後にどんな余韻を残してゆくかなどをしっかりと体験します。それは、あらゆる感情に対して、善悪を裁くことのない純粋な関心を向けることです。その感情の生老病死を見守ることです。さまざまな感情の連鎖に気づいてゆく道のりです。

アビダンマ（Abhidhamma）では、慈しみ（Mettā）を「いかなる形の怒りをも離れた状態」であると定義しています。集中型の慈しみの瞑想では、怒りから解放された幸せな状態をイメージしました。この洞察型の慈しみの瞑想では、多様な怒りのひとつひとつを丁寧に感じ取り、見つめ、体験しきってゆきます。そして、その後にどんなスペースが開けてくるのかを体験的に洞察します。

これは、人生の喜怒哀楽のすべてをありのままに見つめる智慧を養う道です。愛・憎、理想化・拒絶などの二極に分裂して揺れ動く人間感情の連鎖を見つめる姿勢を養います。この中道の智慧が、両義性を統合して抱きとめることができる成熟した感情的姿勢として慈しみを生み出すのです。それは対象に対する最も安定した関心の向け方であり、関係の持ち方でもあります。

五世紀ころにブッダゴーサ（Buddhaghosa：仏音）が著した瞑想の総合的解説書である『清浄道論《しょうじょうどうろん》（Visuddhi-magga）』では、慈しみは、痛みへの共感（Karuṇā 悲）、喜びを共にすること（Muditā 喜）、平静に見つめること（Upekkhā 捨）という四組の心を養

近い敵(āsanna paccatthika)	四つの無量の心	遠い敵(dūra paccatthika)
愛欲	慈しみ(Mettā)	怒り、恨み、憎しみ
感傷、センチメンタリズム	痛みへの共感(Karuṇā)	非難、叱責、裁き
過剰な同一化、有頂天	喜びを共にする(Muditā)	嫉妬
無視、無関心	平静に見つめる(Upekkhā)	執着

感情の波のりマップ

う瞑想法のひとつとして解説されています。これらを総合して「四無量心（Appamāṇā）」と呼び、あるいは「聖なる過ごし方（Brahma-vihāra）」と呼びます。清浄道論は慈悲喜捨のそれぞれに関して、似て非なるものとしての近い敵と、まったく正反対なものとしての遠い敵の二つの敵対する感情があると解説しています。それらを表にすると上図のようになります。

洞察型の慈しみの瞑想では、愛欲と怒りや憎悪の間で揺れ動くさまざまな感情の連鎖とそのグラデーションをありのままに見つめます。そして両極端に揺れる感情を抱きとめることができたとき、中道的な意識のあり方として、慈しみの心が生まれてきます。

私たちは愛欲や憎悪の渦中では、対象をありのままに見つめることができません。愛欲は対象を理想化し、自分のものにしようとし、自分の思い通りの存在であってほしいと願います。しかし他者は自分の思い通りにはなりませんから、相手が自分の思い通りにならないことに対して怒りが爆発します。恨みや憎しみの裏側には、対象に対して「こうあってほしかったのに……」という思いがあります。もしも対象が自分の思い通りであってくれたならば、愛することができたのです。そこにはその対象に関わりたいという欲求が隠れています。

この洞察瞑想を通して、私たちは対象に対するさまざまな意識の関わり方を体験します。愛欲という極点で体験する高揚感や想念、憎しみや怒りという感情的極点で体験する興奮やそれに伴う想念、それらを交互に体験し見つめ続けていると、やがて心は両極端の間で激しく揺れ動くことに疲れ果て、嫌気がさしてきます。それを厭離《おんり》（nibbidā）と呼びます。

この厭離の中にも、微細な怒りがあり、揺れ動くことのない静かで平安な理想的状態への執着があります。その微細な怒りや執着を見つめていると、両極端に分裂して揺れ動く感情の波乗りができるようになります。感情に触れて感じているけれども感情に飲み込まれてはいない状態です。身体感覚として感情の波の力動を感じながら、その波のうねりを視覚的にも見つめていられるような感覚です。

このような瞑想的サーフィンにおいても、ボードから振り落とされることがしばしばあります。強い波に振り落とされたら、また気づきのボードまで泳いでいって、よじ登って、波乗りを再開すればよいのです。洞察型の瞑想は、そんな七転び八起きの試行錯誤の連続です。

両極端の間で揺れ動く感情の波乗りをくり返しているうちに、もう充分だなぁと思う気持ちが生まれます。自分と対象とが共に安心して在るような関係性が安楽であることに気づきます。自分も安らかでありたいし、相手の安らぎと幸せも祈りたい気持ちになるのです。感情の波乗りを終えた後に静かな安らぎのスペースが開け、それまで愛欲の目で見ていた対象に対しても、憎しみの的になっていた対象に対しても、自然に慈しみの心を向ける習慣ができてきます。それが自分にとって一番安楽な意識のあり方でもあるからです。

スピリチュアルケアの中心となるもの

さて、詳しくみてきました『清浄道論』では、慈悲喜捨のそれぞれを子育ての段階に喩えて解説しています。

慈しみは、赤ちゃんが生まれたときに親がその子の健康や幸せを願い祈る気持ちに喩えられます。痛みへの共感は、子供が病気になったときに、その痛みや苦しみが速やかに緩和され癒されることを願い祈る気持ちに喩えられます。喜びを共にすることは、子供がヨチヨチ歩きをはじめて世界を探索するようになって、さまざまなものを発見した喜びを報告してくれたときに、子供の物語に耳を傾けて喜びに共感し、親が子供の体験や感情を祝福してあげることに喩えられます。平静に見守ることは、子供が自立して親元を離れて社会の中でさまざまな荒波にもまれながらも頑張っている様子を遠くから見守ることに喩えられます。

このように慈悲喜捨の瞑想が子育てに喩えられていることは、いのちを育む営みの根幹には慈しみの心があるということです。キリスト教文化圏ではそれを愛と呼び、男女の性愛にまつわるエロス、家族を営む原動力となるフィリア、神がすべてのいのちを平等に慈しむ無条件の愛としてのアガペーに分析して考察します。洋の東西を問わず宗教的な伝統に共通している慈しみや愛の概念は、人生の葛藤を経ながらよりよい形でいのちをつなげてゆこうとするいのちの智慧の花なのです。慈愛という智慧の花は、大地にしっかりと根を降ろし人生の喜怒哀楽のすべてから滋養を吸い上げて美しく開花するのです。

上座部《じょうざぶ》仏教の伝えるパーリ経典の律蔵「大品《だいほん》」に、次のような逸話が残されています。

ある日のことブッダは侍者のアーナンダを連れて精舎の病棟を巡回していました。すると、糞尿にまみれたまま見捨てられたように横たわっている若い修行僧がいました。ブッダはアーナンダに水を運ばせ、自らの手で水をかけながら病気の修行僧を洗ってあげました。それからその修行僧に「なぜだれもあなたの看病をしないのですか?」と問いました。彼は、「私がサンガ（修行共同体）に対する義務を果たさなかったからです」と答えました。

ブッダは、修行僧たちを招集し、「あなたたち出家修行者は家族を離れて以前のように世話してくれる家族がいないのですから、お互いが世話しあい面倒をみ合うようにするのがよいでしょう。もしも、私ブッダの世話をしたいと思うのであれば、病者の世話をしなさい」と教え諭しました。それから、面倒を見るべき師匠も弟子も同僚もいない場合はサンガが病者の看病をすべきであるという生活規範を制定しました。

それからは病者の看病をすることが修行共同体の生活における重要事項となったようで、この逸話の直後には看病をするものの備えるべき五つの条件がまとめられています。それらは以下のとおりです。

①薬を調合したり、調達することができる。
②病気について良いことと悪いことがわかり、病状が悪化するのを防ぎ快方に向かわせることができる。
③慈しみの心で看病し、見返りを求めない。
④糞尿や唾や痰や嘔吐物などを取り除くのを嫌がらない。
⑤適当なタイミングで法にかなった話をして、理解してもらい、励まし、心を喜ばせることができる。

ここでは、五つの条件の要として慈しみの心が取り上げられています。条件の①と②は治療（Cure）に関する項目、④と⑤はケア（Care）に関する項目として読み取ることができます。そして、キュアとケアをつなぐ要として、慈しみという動機が中心に位置づけられているのです。

スピリチュアルケアの臨床現場にいると、条件④に関して、物質的な排泄物だけではなく心理的な排泄物としてのネガティブな感情の吐露に関しても適切に対応することの必要性を痛感させられます。人は誰しも病気になったり、大切な人を失ったりして、人生の危機に直面したときには怒りや悲しみや絶望などの感情を体験するものです。

それらの感情は、裁かれることなく安心できる環境の中で表現され受けとめられて始めて自然に消え去ることができるものです。表現されず抑圧された場合、それらの陰性感情は抑うつや突発的な攻撃性や反社会的行動や愛着障害などのさまざまな症状として現れてきます。

S・フロイトは、『悲哀とメランコリー』という論文の中で、大切な人を失う対象喪失体験に伴う悲しみや怒りの感情が、充分に表現されず受けとめられない場合に病的なヒステリーやメランコリーを引き起こすことを論じています。精神分析が確立されるエポックメーキングともなったこの研究を受けて、J・ボウルビィは戦争や病気などの理由で母親から引き離され、施設に収容された子供たちの精神的健康に関する研究から、母子の愛着形成の重要性と離別に伴う悲嘆の過程に関する理論を打ちたてます。E・キューブラー・

ロスは、これらの先行研究を踏まえて、死の受容に至る五段階を洞察しました。この対象関係論的な精神分析の流れは、スピリチュアルケアの理論的な背景として理解しておくべき重要な柱です。

患者が自分の気持ちを素直に表現し、受けてとめてもらい、自覚してゆく流れを開くためには、患者の話しやすい雰囲気を作ることが大切です。それは、自分自身に暖かな関心が向けられていることが感じられる状況です。そのような安心できる環境の中で自分の思いを語って初めて、人は改めて自分の気持ちに気づくことができるのです。

沈黙の中の慈しみ

看病するものが備えるべき条件⑤とは、時宜を得て法にかなった話をし、理解してもらい、励まし、心を喜ばせることができることでした。法にかなった話（Dhammiyā khatā）とは、真理や真実についての話でもあります。しかし、真実というのは人間にとって必ずしも受け入れたいと思えるものではありません。その反対に、人の心は真実を見たがらず反発してしまうことも少なくありません。そんなとき、無理やり真実に直面させることは、ある意味で暴力的で侵入的な行為となり人の心を傷つけてしまう可能性があります。スピリチュアルケアにおいて、特に宗教者は、安易に説法してしまわないように気をつける必要があります。相手の痛みを察知できない説法は、心の傷をさらに深く傷めてしまうからです。

人は、ありのままの自分を理解して抱きとめてもらえる安心できる環境の中で、心を開いて素直な気持ちを語りながら、自分の本当の気持ちに気づくことができます。場合によっては、声に出して話していながらも自分が話している気持ちが何であるかに気がつかないことがあります。そんなときには、聞き手の側が、話されたことをくり返すようにして「そのときあなたは悲しくて心細かったのですねぇ」などと、映し返してあげます。そうすることで、本人が自分の感じていたことを自覚する手助けをすることができます。

セラピストとクライアントのような関係性の中で信頼関係が充分に築き上げられ、さらにクライアントが自分自身をより深く理解しようという心構えがあるときには、本人が無自覚に繰り返している話の内容や行動パターンを解釈してあげることも役立ちます。自分をより深く理解しようとする本人の気持ちを励ますことになるからです。

しかし、自らの死を受け容れるための予期不安として抑うつを体験しているような場合には、励ましや解釈は役に立ちません。キューブラー・ロスは、そのような抑うつ状態にいる人に対しては、話に耳を傾けたり、あるいはただ静かに近くにいるだけでも大きな支えになることを指摘しています。

心理療法の臨床現場では、治療的沈黙（Therapeutic silence）が重要であるとされます。その沈黙の中でセラピストは温かな心でクライアントを見守り、クライアントは本当の自分をしみじみと味わうのです。言葉も行為もない静寂な時間と空間の中で、二人がそれぞれに大切な何かに触れる体験をします。

そこに働いているのは、いのちのありのままに触れ、見つめ、抱きしめ、受けとめる、純粋な注意や関心の流れだけなのです。それは慈しみ、または愛と呼ばれるものです。私たちの存在は、そのような純粋で暖かな注意や関心を向けられたときに、大切にされた、愛されたと感じるのです。

ブッダも聖なる沈黙（Ariya-tuṇhī-bhāva）を説きました。それは、不安や寂しさを紛らわすために話をしたり行為をすることに逃げてしまうことなく、自分の中に起こっていることを静かに見つめていることです。自分の中に起こっていることに対しても、他者の中に起こっていることに対しても、ありのままを見つめる暖かな関心を働かせながら静かに時を過ごしてゆくのです。スピリチュアルケアにおける真実にまつわる話というのは、そのような静かで暖かな沈黙に支えられたものであることが望ましいと思います。

いのちの喜びの使い方

慈しみの瞑想が深まるにつれて湧き上がってくる喜び（Pīti）があります。喜びには、怒りや憎しみなどを中和してくれる働きがあります。ブッダは、呼吸を見つめる瞑想をはじめとして実に多様な瞑想法を説きましたが、多くの瞑想法において集中力が深まってゆくと三昧（Samādhi）が生まれ、禅定（Jhāna）と呼ばれる状態に至り、喜びが生じます。

サマーディとは、心が対象に安定して定まっている状態を言います。対象と一体化する心の作用（Ekaggata）が本質です。何を対象として集中力が深まったかによって、慈悲三昧というような呼ばれ方をします。サマーディは、一体化している対象以外のものを排除する働きがあります。あるひとつのことに集中することで、余計なことが気にならなくなります。これをうまく使えば、サマーディは私たちの心を落ち着かせ、安心させて、喜びを与えてくれます。

心はいろいろなものに熱中しますからインターネット三昧というような状態も起こりえます。しかし、インターネット三昧のような状態は、生活全体でのバランスを崩すと依存状態を引き起こします。集中力から生まれる喜びはあるのですが、その喜びの興奮によっ

禅支(Jhāna-aṅga)	心の障害となるもの(Nīvaraṇa)
対象に心を向ける(Vitakka)	眠気、不活発性(Thīnamidda)
対象を観察する(Vicāra)	疑い、迷い(Vicikicchā)
喜び(Pīti)	怒り(Byāpada)
安楽・リラックス(Sukha)	心の浮つき、後悔(Uddacchakukuccha)
一体化(Ekaggata)	欲愛(Kāmarāga)

禅支と中和される心の障害

て何かを忘れようとしているのです。無意識的な不満や寂しさを忘れるために薬物やセックスやインターネットなどに熱中することがアディクションと呼ばれる嗜癖や依存を招くのです。集中力や喜びは善いことにも悪いことにも作用しますので、何に集中するのか、その喜びによって何が満たされているのかを見極めてゆく智慧が必要になります。

ジャーナとは、対象について深く考え熟慮する状態を言い、障害物を焼き尽くす作用があります。アビダンマでは、ジャーナを支える心の作用と焼き尽くされる障害との関係を五つにまとめています。それらを図示すると上図のようになります。

何かの対象に意識的に注意を向けることは、右脳の前頭前野の働きを活性化します。くり返し意識的に何かの対象に注意を向けることは、脳の血流を増大させ、眠気を払い、心身の働きを活発にしてくれます。対象を実際に詳しく観察することは、直接知ることができずに迷っていたことに対して、体験的に明快な回答を与えてくれます。

喜びは、さまざまな怒りを中和してくれます。喜びには刺激性や興奮性が付随していますが、それらが鎮まってゆくと静かにリラックスした安楽な状態が訪れます。安らぎの中に抱きとめられて、心の浮つきが静まり、微細な怒りが内向した後悔も収まってゆきます。そして心が対象とひとつになると、欲愛が消えてゆきます。五感を通して対象を貪る欲愛の根底には、自分自身が対象と切り離されたものであるという分離感や疎外感がありす。一体感や合一感は、その切り離された寂しさを満たしてくれるので、際限なく感覚刺激を求める欲愛が落ち着いてくるのです。

このような三昧や禅定のダイナミクスの中で、いのちの喜びが輝きだします。この喜びにはいくつかのタイプがあります。

①皮膚がピリピリして鳥肌が立つような喜び。
②全身がしっとり潤ってくるように感じる喜び。
③エネルギーの波がくり返し打ち寄せるような喜び。
④身体があたたかく軽くなって空中に浮き上がるような喜び。
⑤光となって輝きだす喜び。

こうした喜びには興奮性がありますので、上手に喜びを導いてゆく必要があります。喜びの興奮に酔いしれると、私たちは自分が悟ったかのような自我肥大をおこしかねません。

一体感についても同様なことが言えます。フロイトが大洋的感覚と呼んだ神秘的な合一体験は、自覚されずに陶酔してしまうと現実感覚を失います。瞑想で得られる喜びや一体感は、智慧によって慎重に見極められ、いのちの喜びとして身体の細胞のひとつひとつにしみこみ生きる力となるように導かれる必要があります。

こうして巧みに導かれ、使いこなされた喜びと一体感は、私たちの怒りや、自我意識の壁を溶かして、差別や比較を越えて、対象とつながり合い、交流しあえる思いやりの流れを開いてくれるのです。すると、その喜びは、いのちの抱える闇の部分、自分自身の見たくない部分にも目を向けてゆくための強さを与えてくれます。これが禅定によるいのちの喜びの使い方です。

第三章　ありのままを見つめる意識の技法

ここまでは、スピリチュアルケアとは何か、その中心には何があるのかということについてお話してきました。本章では、ブッダの歩いた人生の道のりを辿りながら仏教とスピリチュアルケアのより深い接点を具体的に見ていきたいと思います。そこには、ものごとの「ありのままの姿」に徹底して向かいあったブッダの姿が浮かび上がります。ありのままを見つめるブッダの教えには、スピリチュアルケアの現場で重要な意識の技法が詳しく説かれています。

また、ブッダと同様に、どうしたら人間は自分の「ありのままの姿」を意識化することによって心の健康を獲得することができるだろうかと考え続けたのが精神分析家のフロイトでした。章の後半では、精神分析の手法について考えていきます。

それでは、ありのままに見つめる智慧にたどり着くまでのブッダの人生から見てゆきましょう。

人生を味わい尽くす道

ゴータマ・シッダッタは、人生の両極端を味わい尽くして中道を見出し、悟りを開いてブッダ（Buddha：目覚めた人）となりました。ブッダは、自分が悟りを開く前の存在のことを菩薩（Bodhi-satta）と呼びました。悟りを求めて生きるものという意味です。

シッダッタは、王子として生まれました。母親のマーヤーはシッダッタを生んで一週間後に亡くなってしまいましたので、シッダッタはマーヤーの妹であるパジャーパティーに育てられました。パジャーパティーは姉のマーヤーと共にスッドダーナ王に嫁いでいました。人生の最初期に実母を失った体験は、おそらくシッダッタの無意識に深い悲しみを残し、彼の人生に大きな影響を与えたのではないかと思われます。なぜならば、人は人生の最初期に充分に与えられなかったものを求めて無意識的に努力する習性があるからです。

ブッダの生涯を、いのちを育んだ宇宙の真理を探求する旅、根源的な母性と父性とは何かを探求して身につける道程、そして洞察する智慧と行動する慈悲とが統合された実践の道として見直すことは、現代社会においてブッダの教えを学びなおすための重要な指針となります。

シッダッタが生まれた日、アシタ仙人が覚者の誕生を察知して王宮を訪ねました。彼は赤子を礼拝して喜び、「しかし、この子が悟りを開きブッダとなる日まで私は生きていられない」と悲しみの涙を流しました。赤子の命名式に呼ばれたバラモンたちが赤子の吉相を占い、「出家して悟りを開きブッダとなるか、あるいは在家として王位を継ぐならば正しい法によって天下を治める転輪王となるであろう」と予言しました。

彼らのうちで最年少であったコンダンニャは、この子がブッダとなるであろうことを明言します。シッダッタが出家して修行者となった時、コンダンニャは王からシッダッタの修行を見守る役目を命じられます。コンダンニャは他の四人の修行者たちと共にシッダッタ菩薩の修行を見守り、ブッダの最初の説法を聞いて悟りを開きます。

さて、スッドダーナ王はバラモンたちの予言に危機感を抱き、王子が出家しようという心を起こさないように腐心して衣食住に贅を尽くした生活環境を整えました。シッダッタは季節に応じた住居に住み、最高の食べ物や衣服を提供され、王子としての教育を受け、すばらしい歌舞音曲や美しい人々に取り囲まれて成長することになります。しかし、その贅沢な生活の中で、どんなにおいしい食べ物を食べても、どんなにすばらしい音楽や踊りを見聞しても、どんなに美しい女性たちに取り囲まれていたとしても、欲望というものにはきりがないということを実感しました。五感を通してこの上ない快楽を体験しても、官能的な喜びは一時的なものでしかなく、自分の心の中の根源的な寂しさや分離感は満たされることがありませんでした。

寂しさや満たされなさを紛らわすために快楽を求めるようになると、それは際限のない欲望のアリ地獄になります。現在社会では薬物やセックスやインターネットなどへの依存として現象している問題の背景に、このような欲望という名の地獄が隠れています。五感による喜びが真にいのちの喜びとなり人生を潤してくれるものとして体験できるようになるためには、外界の対象を認識し体験する主体である自我や自己のあり方が成熟する必要があるのです。

王宮での贅沢三昧の生活に行き詰まりを感じたシッダッタは、王宮を出て街の生活を垣間見る外遊体験から、人生には老いや病や死という逃れ得ないものがあることを知り大きなショックを受けます。王宮での生活が人生の快楽の極限であったとすると、市街で目の当たりにした老人や病人や死人のありさまは人生の不快や影の極限を象徴するものでした。人生は快楽の中にあっても満たされず、その上に年老い病に罹り死んでゆくという逃れ得ない苦悩を抱えている。この現実をどう生きたらよいのかという問題がシッダッタの頭にこびりつきました。

そんなとき、シッダッタは街の中で静かにたたずむ聖者を目にします。その静寂で深遠な存在感に、ブッダは自分の抱えた問題の回答を得るための鍵があるのではないかと直感します。

シッダッタは、一六歳のころにヤソーダラを妃に迎えます。ヤソーダラはシッダッタと同い年で、人生のパートナーとしてよき話し相手でした。思春期から青年期へと、彼らは人生に不可避な実存的な問題や悩みについて語り合ったに違いありません。彼らの間には長い間子供ができませんでした。それは、彼らが自分たちの人生についてあまりに正直に見つめ過ぎていたために、心の準備が追いつかなかったということではないかと思われます。

ところが、彼らが二九歳になったとき、ヤソーダラはシッダッタの子を身ごもります。彼らの心は新しい生命を授かったことの喜びと、そのいのちを果たしてどう育ててゆけるのかという不安の間で激しく揺れ動いたことでしょう。子供を生み育てるという体験は、母親にとっても父親にとっても、自分の人生を根底から揺さぶられ、自分自身の生まれ育ちをくり返し振り返らざるを得ない状況に追い込まれるものだからです。ある意味でそれは、もっとも厳しいスピリチュアルな修行の道場なのです。

自分たちの子供が生まれた日、シッダッタは赤子に「ラーフラ」という名前をつけました。ラーフラとは、月食や日食を意味します。それは赤子の誕生が彼の心をどれだけ揺さぶったかということの証です。いのちの絆は、ぬくもりであると同時に束縛でもあります。この両極端の激しさにシッダッタの心は張り裂けんばかりであったと思われます。彼は、生まれたばかりの赤子と妻を残して、王宮を出て、悟りを目指す修行の道に出かけます。

一般的に見れば、これは妻子を見捨てて現実から逃避した逸脱行動です。シッダッタが、深刻な精神的危機に追い込まれていたのは確かなことでしょう。しかし、ヤソーダラやスッドダーナ王たちからすれば、この行動は、それまでのシッダッタの言動からして理解できることであったのかもしれません。周囲から世継ぎの誕生を求められる彼らにしてみれば、男の子が生まれたことで世間的な義務は果されたことになります。ヤソーダラは、しっかりとラーフラを育てます。スッドダーナ王は五人の修行者を遣わしてわが子の修行を見守らせます。

シッダッタは、生まれてすぐに実母を失いました。それは回復できない損失でした。自分の子供が生まれたとき、シッダッタは実父の不在を選択したことになります。赤ちゃんにとって最初の数年間で一番大切な存在は母親です。母親としっかりと愛着関係を結ぶことが人生の基盤になります。一時的な実父の不在は、母親の安定した対応と周囲の応援があれば、月蝕や日蝕がやがては日月の光を回復してゆくように、充分に修復され回復されるものであると考えたのかもしれません。

事実、シッダッタは悟りを開いた後、ラーフラが七歳になったときに、ふるさとを訪ね、妻子との再会を果たします。そしてラーフラもヤソーダラも出家修行者の仲間に入って悟りを開いてゆきます。最初に父親が一人で切り開いた解脱への道を、子供と母親とがついてゆく形です。

修行者となったシッダッタは、二人の師についてヨーガの奥義を窮めます。しかし、当時のヨーガの教える有処無処三昧、非想非非想処三昧と呼ばれる高次の精神集中は、静寂な境地ではあっても、人生の苦悩を根本的に解決する洞察を与えてはくれませんでした。シッダッタ菩薩は、彼らのもとを去って、自らの求道を続けます。そして、当時の修行の主流であった苦行に身を委ねます。

断食や呼吸の制限によって身体をぎりぎりまで追い込む苦行の中で、シッダッタの身体は痩せ果て、呼吸を止めているうちに意識を失って、臨死体験のような極限状態を体験します。しかし、苦痛によって身体と精神が乖離してしまっては存在そのものを清らかにすることはできないことがわかりました。

王宮での贅沢三昧でも、苦行による求道でも真理は得られませんでした。こうして人生の両極端を味わい尽くし、菩薩は中道の大切さに思い至ります。彼は、食事を取り体力を回復させます。そして、さわやかな環境の中でサマーディの集中力を基盤にして洞察を深める瞑想の道を探求し悟りを開きます。後にヴィパッサナー瞑想と呼ばれるようになったその洞察瞑想法は、人生のさまざまな浮き沈みのダイナミズムに向かい合い、それらをありのままに見つめてゆく意識の技法なのです。

如実智見

ブッダは悟りを開いて最初の説法『初転法輪経《しょてんぼうりんきょう》』で、ありのままを見つめることの大切さを説きました。漢訳経典では如実知見《にょじつちけん》と訳され、原語のパーリ語でも“Yathā-bhūta-ñāna-dassana”という四字熟語になっています。知るとは、直感的に感じ取り深く知ることです。見るとは、俯瞰的な全体像や部分と全体とのつながりの構造などを理性的かつ分析的に見つめてゆくことです。

何をありのままに知り見つめなさいと説いたのでしょうか？　ブッダはそれを、①人生の苦しみ、②その苦しみの原因、③苦しみが消滅した安らぎ（涅槃）、④涅槃に至る実践

	苦しみ	苦しみの原因	苦しみの消滅	涅槃への実践道
受容	これが苦しみである	これが苦しみの原因である	これが苦しみの消滅である	これが涅槃への実践道である
対処	あらゆる側面から理解する	手放す	実体験する	修行し、養う
確認	苦しみは理解された	苦しみの原因は手放された	涅槃は実体験された	涅槃への実践道は修行された

ありのままの見つめ方

の道という四つの聖なる真理としてまとめました。そして、そのそれぞれを受容、対処、（実感的な）確認という三つの視点からありのままに見つめることを説きました。三転十二行相と呼ばれる、ありのままの見つめ方を表にまとめると上図のようになります。

これは、感性と知性を総動員して対象をあらゆる側面から体験的に理解してゆく実践知です。ブッダは、「このように如実知見が清らかになったとき、真実を見る眼が開けて輪廻再生の苦しみから解脱した」と言っています。それが悟りです。真実をありのままに知り見つめることで、悟りが開け、解脱し、清らかになります。

苦しみ

私たちはいつも苦しみから逃れようとします。楽しい夢を思い描き、あるいは苦しみと戦いながら苦しんでいることを忘れようとしています。苦しみをありのままに理解するとはどのようなことなのでしょうか？　苦しみの原語dukkhaは、「悪しく（du）作られた（kha）もの」という語源を持ちます。そこからさまざまな痛みや苦しみ意味するだけではなく、私たちを満足させてくれないもの、不満足感や不全感を残すものというニュアンスも生まれます。このような苦しみのさまざまな側面を、アビダンマは三つのタイプの苦しみにまとめています。

①痛みを伴うことによる苦しみ（Dukkha-dukkha）。身体的な疼痛《とうつう》や心理的な苦悩や悲しみなどは、痛みを伴うため、それが苦しみであるということはすぐに了解できます。

②変化することによる苦しみ（Viparināma-dukkha）。喜びや快楽を伴うよい体験も、それが過ぎ去ってしまうと私たちの心には寂しさや悲しみが生まれます。よいことへの執着が大きいほどに、それを失ったときの悲しみも深いものです。これを変化することによる苦しみと呼びます。愛する人やペットなど、自分にとって大切なものを失う喪失体験は、その関係性の変化によって私たちの心に大きな苦しみをもたらします。

③気づかずに行為を繰り返すことによる苦しみ（Sankhāra-dukkha）。業を作ることによって輪廻転生する苦しみを意味します。過去に行なった多くの行為の結果として、今この身体と心とが現成しています。自分ではよいと思ってやったことでも、複雑な人間関係の中でどのような結果をもたらすかは予測できません。また本当の自分の気持ちに気づかず、

たてまえの人生を生きることの苦しみがあります。本当の自己を知り、本当の自分の気持ちを大切にして生きるならば、どのようなことに出会っても学びの機会として試行錯誤に心を開き、ひとつひとつの出会いにおける生と死を見つめて、苦しみの連鎖の自然消滅を見守ることができます。

このようにして苦しみのあらゆる側面をありのままに見つめていると、苦しみを生み出す原因に気づきます。それは、①感覚的快楽を求める渇愛（Kāma-taṇhā）、②自分という存在感を求める渇愛（Bhava-taṇhā）、③自分の意に添わないものを排除したいという渇愛（Vibhava-taṇhā）です。これらは広い意味で、生きたいという生命の本能、エロス、タナトスに相当します。

インド哲学では、知覚は目・耳・鼻・口などの感覚器官とさまざまな対象とが接触することで生じると考えます。ブッダはこの接触の重要性に注目し、瞑想的に深く見つめてゆきました。接触が起こると感覚印象（Vedanā）が生じ、次の瞬間に衝動として渇愛が生じます。その渇愛が習慣化すると執着（Upādāna）となります。さらに執着が絡み合う中で、あるまとまりとパターンを持った有機体的な生存基体（Bhava）となります。この生存基体は、一般的には魂あるいは霊と呼ばれるエネルギーの有機的状態に当たるものです。この生存基体も常に変化しているものです。

一般的に霊・魂と呼ばれるものは永遠不滅の実体だと考えられ、それがひとつの生涯から次の生涯へと生まれ変わると信じられています。仏教で無我というのは、そのような魂や霊、あるいは我と呼ばれるものが存在しないというのではありません。無我とは、自我にせよ、自己にせよ、霊や魂にせよ、それらは永遠不滅のものではなく変化するものであり、自分の思い通りに支配できないものであることを意味します。なぜなら、それらは接触を機縁として発達してくるものであり、外界という環境の影響を免れ得ないからです。無我は、それらの可変性、無常性さらにはコントロール不可能性を示唆する言葉なのです。

この生存基体がふさわしい縁を得て人間として誕生してきます。誕生すれば、必ず成長し老化し、病気になり、死んでゆきます。生老病死そのものも苦しみですし、その人生の中には、好きな人と別れる苦しみ、嫌いな人と出会う苦しみ、求めるものが得られない苦しみが付きまといます。

私たちがこのような因縁を始めとする数え切れない関係性という縁起の中で生と死とをくり返していることを自覚することができると、苦しみと苦しみの原因とを見分けることができるようになります。手放すべきは苦しみの原因です。苦しみそのものは私たち自身の無明による行為の結果であり、無自覚な解釈の結果です。それは苦しみとしてありのままに理解されるべきものであり、因縁関係が変化すれば苦しみも自然に消え去ります。変化せず永遠に存在する苦しみなどありません。このことが理解できると、苦しみそのものを無くそうとして戦ってしまう悪循環から離れられます。苦しみは苦しみとして受容して理解すればよいのです。私たちにできることは、苦しみの原因を手放すように努力することです。

八つの実践の道

苦しみを受けとめて味わいつくし知り尽くし、苦しみの原因を手放すことができたとき、私たちは苦しみの自然な消滅を体験します。それが涅槃を実現することです。そのためには、私たちは自らの心を耕し養う必要があります。それが修行であり、生活における実践です。修行の道は、以下の八つのテーマにまとめられます。

①極端を離れた中道的な洞察やものの**見方**。
②奪ったり破壊したりしようとする衝動的思考パターンを自覚して分かち合い調和しあう方向に心を向ける**思考**。
③偽らず優しく調和を育む有意義な**言葉の使い方**。
④いのちを傷つけたり盗んだり蹂躙することのない**行為**。

方。

⑤生命の売買、心身を蝕む薬物の売買、戦争を引き起こす武器の売買などを避けた生き

⑥悪を防ぎ善を育み完成させようとする努力。

⑦今起こっていることをありのままに自覚する気づき。

⑧心が落ち着き対象とひとつになった集中。

これらの精神的な要素を養ってゆくことを修行といいます。それは心を耕し育てる営みです。日常で出会うあらゆるものごとに対して、ありのままに見つめながら、これら八つの視点から心身を養ってゆく実践が八正道《はっしょうどう》と呼ばれます。

このような如実知見の智慧の働きを、ブッダはヴィパッサナーと呼びました。それは、それまでの精神集中の修行だけでは得られなかった洞察の側面を強調するために選ばれた言葉です。ヴィパッサナーとは、分析的、洞察的に見つめるという意味ですが、その内容はものごとの無常・苦・無我のありさまを見つめることです。

精神分析を支える意識の技法

一方、精神分析においても、ものごとの見つめ方が、重要視されていました。フロイト

は、精神分析を実践する分析家たちに向けて、「差別なく平等に漂わされる注意」を体得するように説きました。差別なくとは、善悪の価値判断にとらわれない、自分の好き嫌いに左右されない意識のあり方をさします。平等に漂わされるとは、対象がいつどこに現れてきても、迅速に対応して純粋な注意を向けることができる状態を指します。

精神分析の中で治療関係が成立するためには、クライアントとセラピストの間で信頼関係が構築されねばなりません。その信頼関係という器の中で、クライアントは自分の中の感情をセラピストに投影します。これを転移と呼びます。ところがクライアントから感情の転移を受けたセラピストの中では、ある種の巻き込まれ現象が起こります。これを逆転移と呼びます。

この逆転移は、しっかりと自覚されている限りはクライアントに共感してクライアントの抱える問題の背景を推測するために役に立つものとなりますが、自覚されずに完全に巻き込まれてしまうと治療関係に破壊的な影響を及ぼします。好意的な逆転移に飲み込まれてクライアントと恋愛関係に陥ってしまったり、陰性の逆転移に突き動かされてクライアントを攻撃し見捨てて心の傷を深めてしまう結果を招くことになります。

意識を平等に保留することとは、逆転移をしっかりと自覚して、ありのままに見つめて受容することによって逆転移に束縛されない状態を意味します。それは逆転移を否定して逆転移の起こらない状態を理想化したものではありません。仏教でいう中道の視点から逆転移による愛憎という両極端の力動を、思いやりや共感に昇華させ使いこなせるようにする可能性を示唆したものです。

クライアントからの転移を受けとめて、自らの中に湧き上がってくる逆転移をありのままに自覚することができると、セラピストの意識には自由な軽やかさが生まれます。その自由な軽やかさは、クライアントとの間に浮かび上がるどのような対象にも迅速に対応して純粋な注意を向けることができます。この純粋な注意という意識のあり方こそ、ブッダの説いた如実知見やヴィパッサナー瞑想と相通じるものです。

思い出すことと気づき

フロイトは、思い出すということを三つのタイプに分けて考察しています。それは彼が精神分析を創り出すに至った道のりで体験的に理解してきたことでもありました。

第一のタイプの思い出し方は、現在の症状の原因となっているトラウマ体験を直接思い出すことです。精神分析を編み出す前にフロイドは催眠術を使っていました。催眠によって自我意識の抵抗をなくして過去を思い出させ、感情を発散させることでその心理過程を完結させることが目的でした。

これは単一の原因によって作られた症状には効果がありますが、多くの問題には複雑な原因が絡み合っているため、フロイトは催眠療法を棄てて自由連想を始めます。ただし、催眠療法が明確に切り取ってくれた図式は、その後の自由連想による精神分析に至っても基本的な心理過程のモデルとして貴重なものとして尊重され続けています。

第二のタイプの思い出し方は、クライアントが自由連想をしていく中で、思い出せないものは何かを明確にしてゆく技法的なテーマとして生まれたものです。人は本当に重要な記憶を隠蔽するために、その記憶に関連した何かを思い出すことがあります。すなわち、自由連想で想起されるものは、思い出すことのできない本当に重要な記憶の周囲を取り巻いてそれを隠蔽している関連記憶であることが多いのです。それを隠蔽記憶と呼びます。

自由に想起された素材から、その印象や場景や体験を手がかりにしてそこにある抵抗を分析し、解釈としてクライアントに提供してゆく作業が必要です。クライアントは与えられた解釈によって抵抗を自覚し、隠蔽されている記憶と思い出せる記憶との間隙を埋めてゆきます。第二のタイプの思い出し方も、間接的ではありますが過去の原因となっている記憶へと向かうものです。

第三のタイプの思い出し方は、過去の特定の契機や問題に焦点を合わせるのではなく、セラピストとクライアントの今ここでの関係の中で起こっていることに焦点を当てます。現在目の前で起こっていることの中には、思い出せない記憶が心身の無意識的行為となってくり返されていると考えるのです。抑圧された記憶は言語的記憶として想起することはできないけれど、行為として再現されてくるというわけです。

たとえば、セラピストに対してクライアントが反抗的で不信的な態度を取っているときには、その反抗と不信とそれに付随する想念や行動パターンの中に、「両親の権威に対して反抗的であり、不信を抱いていた」という過去がくり返されていると洞察され解釈されます。転移もそのような反復の一部です。抵抗が大きければ大きいほど、記憶の想起は行為の反復によって代理されるようになります。反復はセラピストとの間だけではなく、クライアントの日常生活全般の中でくり返されています。

仏教瞑想において、気づきと呼ばれる働きは、パーリ語でsatiにあたります。Satiは、sarati（思い出す）という動詞の名詞形で、記憶とか思い出すことを意味します。漢訳仏教では念と訳されています。念仏の念は、ブッダの人徳やイメージをくり返し思い出して忘れないように維持しておく作業を指します。気づきの意味での念は、今ここで起こっていることを忘れないように今何をしているかをくり返し思い出し続けることを意味します。記憶すること、思い出すことを意味する言葉から、気づきという自覚の働きが紡ぎ出された仏教瞑想の流れと、思い出すことを分析的に深めていって、現在と過去とのつながりを洞察した精神分析の流れには、何かしら根底的な近しさがあります。それは、ものごとをありのままに見つめる洞察のまなざしなのではないか、と思います。

純粋な注意と無条件の愛

仏教瞑想における気づきは、英語で"bare attention"と訳されます。純粋な注意を向けることです。Bareは裸を意味しますが、価値判断という衣装をまとっていないというニュアンスです。

先入見や思い込みを手放してありのままを見つめるためのトレーニングについて、ブッダは「対象が生起する様子、対象の持つ魅力、対象の持つ欠点、対象の持つ束縛力から解放されるところ、対象が消滅する様子をありのままに見つめる」ことであると述べています。この対象には外部の対象も、自分自身の感情や想念も含まれます。

欲望が生じても、怒りが生じても、それを否認したり排除するのではなく、それが生じてくるプロセス、その特徴、そしてそれが自然に消えてゆく過程を見守ります。感情を体験しきって、その感情的興奮が自然に納まるまで自覚的に見つめていることができると、満たされ完了した感情体験過程は再生してきません。

ところが、「怒りはよくない」と思って否認したり排除したり抑圧すると、一旦は消滅しても、抑圧された怒りのエネルギーは何かをきっかけとして再生してきます。それは別な対象への妬みや、弱いものへの虐めのような形で輪廻転生することもあります。ここでの輪廻転生は、自分が他者からされたことを無意識的に別な人にやってしまうことによる伝播現象を指します。

怒りは悪いものだとして抑圧してしまうことによって、自分を苦しめる他者の中にある怒りにも、苦しめられた自分の中にある怒りにも、別な他者を無意識的に苦しめてしまう自分の怒りにも目隠ししてしまうことになります。自覚されず抑圧された怒りは虐めのような形態で強者から弱者へと人から人へ次々に感染してゆきます。自分では怒りはないと思っていても、微細な攻撃性が相手のよいところを受け容れられないこと、相手の存在を蔑むまなざしの中に展開してゆきます。無意識に包囲された怒りの記憶がこうした虐めや虐待などの輪廻転生の主体的な原因となっています。

仏教では、貪欲、怒り、眠気と不活発性、心の浮つきと後悔、疑念の五つの心理的要素を「心を覆い曇らすもの（Nivāraṇa）」としてとらえています。

大空の中では、これらの雲が出たり消えたりしながらさまざまな天候を作り出しています。しかし、その一方で雲があるから雨が降り大地を潤してくれます。雲は、いのちを育む水の循環サイクルのひとつの姿として空に浮かんでは消えてくるのです。

こうした雲の見つめ方について『気づきの確立に関する教え』（中部経典）の中では、「自分の内に怒りがあるときは怒りがあると知り、怒りがないときには怒りがないと知る。いまだ生じていない怒りがどのようにして生じてくるのかを知り、生じた怒りがどのようにして捨て去られるのかを知り、捨て去られた怒りが将来どのようにして再生しなくなるのかを知る」と説かれています。再生サイクルをありのままに見つめる道は、あらゆる人生体験を味わいつくす道です。エロスとタナトス、愛憎、理想化と拒絶などに代表される人生の両極端の間でくり返し反復されていることを、ひとつひとつ丁寧に純粋に見つめているうちに自然に輪廻の箍《たが》が緩んできます。

さらに仏教のアビダンマでは精神活動の本質を、「対象に関わること・傾いてゆくこと（Āramanaṁ namatīti nāmo）」だと定義しています。先ほど執着について少しお話した通り、インドの伝統では感覚器官と対象の接触から知覚が生じると考えます。同様に、心も「意」という感覚器官とその対象の結びつきによって生じるとされます。心は対象を志向します。それが精神活動の本質です。ですから、心が対象なしに生じることはありません。

生命活動が摂取と排泄とによって身体を維持しているように、心は愛憎あるいはエロスとタナトスという本能的な衝動によって対象関係を形成します。ところが、愛欲や憎しみという極端な仕方で対象と関わると必ずそこには苦しみや痛みや不満が伴います。それをブッダはDukkha（苦、不完全に作られたもの）と呼びました。

この苦しみのサイクルに対して純粋な注意を向けてゆくと、心を覆う雲が自然に消えた後に青い空と輝く太陽が出現する時があることもわかります。雲がなくて雨が降らなければ旱魃が起こってまた別な苦しみが生じます。ある意味で、人生は空に浮かんでは消える雲に支えられているのです。雨降りについて嘆きに沈んでいると、晴れたことさえも気がつかず、晴れのときにできる仕事ができなくなってしまいます。天候をありのままに知ることの大切さです。ありのままに知ることで、天候に添いながら自在に生きる平静な見方が身につきます。

愛欲によって対象と関わったときの苦悩を知ることで、対象を自分のものとして所有せずに思いやることの安らぎを知ります。憎しみによって対象と関わったときの痛みを知ることで、対象を受容する寛大さの静けさを知ります。この思いやりと寛大さは心に平安をもたらします。このように両極端を離れて対象と関わる実践の道を〝中道〟と呼びます。中道とは、人生に純粋な注意を向けてありのままに見つめることによって受容と思いやりと寛大さを開く意識の技です。仏教ではそれを慈悲と呼びます。それは、あらゆる宗教やスピリチュアルな伝統が説く無条件の愛です。

一人でいられる能力と見守り

何かに熱中して没頭しているとき、私たちは周囲のことを忘れて一人になっています。これは、ひとつの対象以外のものを寄せ付けない集中力の働きによります。この状態にあるときは一人でいても寂しくありません。それは集中力によってほかのものを拒絶しているからではなく、熱中や没頭には純粋な注意を向けることのできる無垢の心があるからです。一般的に人は趣味などある一定の対象だけに熱中し没頭することができます。

それに対して気づきの瞑想（Vipassanā）は、あらゆるものごとに対して没頭するほどの純粋な注意力を養う意識の技なのです。

瞑想修行を始めて誰もが体験することは、心があちらこちらに飛び回ってなかなか落ち着いてくれないことです。心は瞑想対象にはなかなか没頭してくれません。そんなとき、飛び歩く心をどのように見守るかが重要なポイントになります。無視したり抑圧するのではなく、かといって巻き込まれてしまうこともなく、次々と浮かび上がってくる想念や対象の中に飛び込んでしまう心のありさまを純粋に見つめるのです。このときに大切なポイントは以下の三点です。

①何が起こっているのかに気づいて確認すること（最初のうちは、「考えていた」、「悲しかった」、「思い出していた」、「見ていた」、「～と話していた」などと言葉で確認してみるのが効果的です。瞑想対象から離れてしまったことで自分を責めていたのなら「だめじゃないかと責めた」と確認します）。

②その心理的な想念や感情の渦に巻き込まれたことで身体的にどんな影響を受けているのかを身体の部分を特定しながら身体感覚として感じ取ること。

③バランスや姿勢を整えて、ゆっくりと優しく瞑想対象に戻ること。

これらを注意深く繰り返すことは、よい意味での自我の強さを育てることにつながります。雑念と呼ばれるものを敵視するのではなく、それも自分の一部なのだとして見守る力です。これは自分自身を育てなおす作業にもなります。

人が安心して一人でいられる能力を最初に身につけるのは、子供の頃、遊びに没頭する体験の中でのことです。それは自立の基盤ともなります。この遊びへの没頭はすでに乳幼児期から始まります。

赤ちゃんは自分の手や足でさえも遊びの対象として見つめたり動かしたり舐めたり口に入れたりしながら自分の体について学び、外部の対象との違いを実感してゆきます。ですから赤ちゃんが指しゃぶりをしているのを見たとしても止めさせる必要はありません。指しゃぶりをしながら、赤ちゃんはどんなファンタジーに熱中しているのかを想像してみるとよいのです。この想像力が赤ちゃんを見守るゆとりを開いてくれます。

たとえば、一〇ヶ月くらいになった赤ちゃんが匙《さじ》で遊ぶのを見守ってみましょう。赤ちゃんが匙を見つけます。すっと手を伸ばすこともあるでしょうし、見守っているお母さんをチラッと見るかもしれません。「とってもいい？」と尋ねているかのようです。そしたら、「お匙さんと遊びたいのねぇ」と笑顔で答えてもいいですし、そういいながら匙を取ってあげてもいいでしょう。これが対象へのつかみの部分です。

匙をつかむと赤ちゃんは口に入れて遊び始めます。この時期の赤ちゃんはあらゆるものを口に入れて感じて確かめます。外界を感覚するエネルギーが口の周囲に集中しているのです。そのためにこの時期を精神分析の用語では口唇期と呼びます。赤ちゃんは匙を舐めながら遊びに熱中します。このとき赤ちゃんは見守ってくれているお母さんの存在を忘れてひとりになります。

まだ自我が確立していないので、正確な意味でひとりになるのではないのですが、成長してから自立してゆくために必要な一人でいられる能力の起源がここにあります。

見守る側になってみると、赤ちゃんがこうして熱中して遊んでいるときには見守る側が取り残されたようで寂しい気持ちになることもありますが、その寂しさや不安によって不必要に介入することは避けたほうがよいのです。不必要な介入は赤ちゃんの精神的内界への侵入行為であり、それによって安心してひとつのことに集中する能力が障害されます。

自分自身の寂しさや不安を見つめて少し待っていると、必ず赤ちゃんは匙を口から出して見守っているお母さんのほうに向けてくれます。「はいぞうぞ」と与えてくれようとしているのです。楽しいことを分かち合おうとする気持ちはすでに赤ちゃんの中にもあるのです。

この小さな動きをしっかりとキャッチして、「はい、ありがとう」と言って匙を受け取って、少し舐めるまねをして遊んでからまた赤ちゃんに返してあげます。すると赤ちゃんはまたお匙さんと遊び始めます。こうして赤ちゃんはやり取りすることの楽しさを学びます。コミュニケーションへの積極的な参加姿勢が養われます。

すべてのものごとが無常であり始めと終わりがあるように、赤ちゃんの熱中にも終わりが来ます。あんなに没頭して遊んでいたお匙さんをポイします。拾ってあげても以前のような興味を示しません。すでに関心がほかのものに移ってしまったのです。これが熱中サイクルの終わりです。

このように赤ちゃんの遊びの一部始終を見守ることは熟練した大人でも根気のいること

です。毎回毎回付き合うことはできません。しかし、時々このようにして赤ちゃんの遊びを見守ってあげることは、共に見て、共に感じて、共にいることを通して、赤ちゃんが集中力と自立の基盤を獲得してゆく過程を支援する大切なことなのです。

瞑想修行を始めたばかりのころに飛び回る心を見守る作業は、この赤ちゃんのときの遊びの見守りを自分自身にしてあげることに相当します。すなわち、自分自身の自我の育てなおしのプロセスにつながってゆくのです。

分析の終了と修行の終わり

フロイトは精神分析という心理療法の作業に、終わりがあるのかないのかについて悩みました。精神分析は、無意識下に抑圧されているものを意識化することによって自我がそれを使いこなせるように成長してゆくことを目的とします。しかし健全で正常な自我が何であるのかということは、正確にどこからが健全で正常なのかを区切ることが難しいものです。また、全体的に健康ではあっても、部分的に病理に近いところを持っていることも稀ではありません。

自我は、抑圧を始めとする防衛反応を手放して変化することに抵抗を示します。防衛機制は、人生の最初期という困難な時期を生き抜くためには有用なものでしたが、自我が成長したあとでもなかなか手放されることがありません。古くて役に立たないとわかっている社会制度や習慣がなかなか変えられないのに似ています。自分自身が変化することへの抵抗は、分析が進む中で必ず現れて来るもので、セラピストへの陰性感情の転移が優勢になってしまうと心理療法が進まなくなってしまいます。

成長すること、癒されること、治癒されることへの根深い抵抗があることは注目に値します。この抵抗の背後には、罪責感、処罰欲求、マゾヒズム、罪悪感、羨望などの根源となっているタナトス（死への願望）という破壊本能が働いています。

慈しみや無条件の愛は、この破壊本能を含めたすべてを受容する心のあり方であり、それは自分自身を受容すること、許すことを本質としています。純粋な注意を向けること、ありのままを見つめることは、この究極的な自己受容をもたらす智慧の働きです。

精神分析の目標地点が、自我が社会の中で円滑に機能できるような心理的諸条件を作り出すことであり、そこで分析の任務が終わるということに関してそれほど異論はないと思われます。ただひとつ注意すべき点は、自我の防衛機制が解放され、本当の自分に出会ったとき、その本当の自分が生きたい道は、真に創造的であるがゆえに社会的な慣習と相容れない場合が多く、そのギャップを調整して試行錯誤してゆくためには相当な自我の強さ

預流（Sotāpanna）：聖者の流れに入る	①自分の心身が自分のものでありながら自分の所有物ではないことがわかる。②社会的儀式や儀礼に束縛されず、必要に応じて創造し使いこなすことができる。③自己信頼と自己尊重があり、外的権威に依存せず自らの感覚を頼りに決定できる。
一来（Sakadāgāmi）：もう一度人間に生まれ変わって悟りが完成する	貪り、怒り、無自覚の力が弱くなる。
不還（Anāgāmi）：天界に生まれ変わり悟りを完成させる	愛欲と怒りを超越する
阿羅漢（Arahaṁ）：輪廻から解脱して真に価値ある人	プライド、心の浮つきと後悔、無自覚が超越される。

悟りの４段階

が必要となります。本当の自分を実感し、社会的慣習とのギャップを調整できるまでの「自我のしなやかな強さ」が分析終了の指標となるのです。このようなしなやかな自我には、仏教の無我に通じるものがあります。

さて、仏教の瞑想修行には終わりがあるのでしょうか？

終わりがあるとすれば、それは悟りとか解脱と呼ばれているものです。ブッダは、悟りを四つの段階に分けて説明しています。悟りの段階と、それぞれの段階に到達したことを自分で確かめるための条件は上図のとおりです。

こうして修行が完成したとしても、その人の性格は変わりません。すなわち、悟ったとしてもその人らしさはそのまま保持されるのです。ですから、人間関係において相手との相性の問題は依然としてあるわけです。本人が意図せずとも、予期せぬ周囲との軋轢は付きまといます。悟りというものは、その人の性格を大切にして、不必要なこだわりや思い込みを手放し、人生で出会うもろもろの問題に対して柔軟に対応してゆくことができる人柄になってゆくことでもあるのです。

その意味で、修行に終わりはありません。悟りや解脱を達成したとしても、その人らしく生きてゆく過程で人生のさまざまな問題に遭遇し取り組んでゆくことには変わりはないのです。悟る前との相違点は、悟ってからはそうした人生の問題と取り組むことが悟る以前ほどには苦にならないということでしょう。人生の試行錯誤に心を開くことができているからです。そのような試行錯誤は、自分のためであり、相手のためでもあり、しかも同時に誰のためでもないようなクールな客観性に支えられた営みです。それはスピリチュアルケアを始めとするすべての対人援助に通じる強さを与えてくれます。

このように見てくると、精神分析の終わりは、仏教瞑想の最初の悟りの段階に比較するとわかりやすいかもしれません。本当の自分に触れて、本当に自分が欲することをやってゆく際には必ず社会的規範や慣習と遭遇し葛藤があります。そのときに、自分の感情や思考を自分の所有物としてではない視点から客観的に見つめることができることがまず必要となります。それから、規範や慣習の本質を見抜いて、それが本当に必要なら従い、不必要ならその規範や慣習に従う人々を否定することなく自分の道を行き、必要な本質を具現している規範や儀礼がなければ創造して使えるようにオーガナイズすることができます。それは試行錯誤の道です。そのときに頼りになるのは先人の智慧と、自分自身の感覚です。本当の意味での自尊心と自己信頼がなければ外の権威に頼りたくなります。聖者の流れに入った人は、そのような時、自らを信じ、自らの経験と知識と感覚を頼りに道を選ぶことができます。

ありのままに見つめる意識の技法は、私たちを自らが本当に求める道へと導いてくれるのです。

第四章　世代間を伝わってゆくもの——育む喜びに目覚める

赤ちゃん部屋のおばけ

ソーシャルワーカーであり精神分析家でもあったセルマ・フライバーグは、一九七〇年代のシカゴでのスラム街の子育支援において「台所の心理療法」と呼ばれる手法を展開しました。トレーニングを積んだセラピストが問題を抱えた家庭を訪問して、お母さんと赤ちゃんと一緒にお茶を飲んだり雑談をしながら相談活動を続け、お母さんと赤ちゃんがよりよりよい心の絆を育んでゆけるように支援するのです。彼女はスーパーバイザーとしてそのプロジェクトを率いていました。

あるときのこと、セラピストがとある家庭を訪問していました。はじめのうちは談笑していたのですが、赤ちゃんがむずかりだすとお母さんはにわかに緊張しました。セラピストのいない、いつもならば虐待的な出来事が展開してしまいそうな場面です。

そのような瞬間には、その場に何か幽霊のようなものがいるかのような不思議な雰囲気があるのを感じることが少なくありません。わたし自身も体感したことがあります。

そこでセラピストはお母さんに、「今、何を感じているの？　あなたの中で何が起こっているの？」と尋ねます。するとお母さんはハッとしたように、「そんな風に聴いてくれたのはあなたがはじめてだわ。実はね、私が小さなころ、よくお母さんに叱られて……」と自分自身が幼少期に母親から虐待を受けていた辛い体験を涙ながらに話しました。

お母さん自身が自分の辛かった体験やそのときに感じたはずの怒りや悲しみを思い出して、自分自身のものとして感じなおして受容することができると、お母さんは次第に赤ちゃんのことをありのままに見つめることができるようになります。たとえば、それ以前には、赤ちゃんはただお母さんに触れたくて手を伸ばしただけなのに、お母さんは「この子は私のことを叩こうとしている」と思ってしまっていたのでした。それは、抑圧されていた過去のトラウマの記憶によって現在の赤ちゃんの行動に対する認識が歪められてしまっていたからなのです。

幽霊のような不思議な雰囲気とは、お母さん自身が親から虐待されたトラウマの抑圧された記憶が作り出したものだったのです。

フライバーグは、「赤ちゃん部屋のおばけ（"Ghosts in the nursery"）」という論文の中でこのような現象について詳しく説明しています。これは幼児虐待が世代間をいかに連鎖してゆくか、それをどのようにして断ち切ってゆくことができるかについての事例による描写です。母親の冷凍されていた記憶が溶けて、抑圧されていた怒りや悲しみが自分自身のものとして取り戻されたとき、幽霊のようにしてまとわりついて認識をゆがめていたエネルギーが解放されます。こうして、現実に目覚めて赤ちゃんをありのままに見つめる視界が開けるのです。それは赤ちゃん部屋にいた幽霊が成仏してゆく過程についての現代の心理学的な描写でもあります。

フライバーグのこの論文はまだ日本語に翻訳されてはいませんが、これをもとに書かれた『育児室からの亡霊』（毎日新聞社）という本が翻訳されています。これは、疫病のように広がる青少年の暴力をどのようにしたら止められるかについての考察です。胎児期の母親のアルコール依存や乳幼児期の虐待などによって、子供たちの脳がどのような影響をうけて暴力的な行動パターンが形成されてゆくかを細かく説明しています。

刑務所にかかる経費を節減するためには予防的に子育てに力を入れるべきだという実に

合理的な論点を含め、心理学だけではなく大脳生理学などの最先端の研究成果などを盛り込んで説かれています。

無明と業

さて仏教では自分が本当に感じていることを知るためにどのような教えが説かれているのでしょうか。

ブッダは悟りを開いた後で、その内容を振り返り、苦しみの輪廻からの解脱という悟り体験の内容を十二縁起という仕方で表現しました。これは、苦しみが発生してくる過程を一二の階梯で説明したものです。それは、「無明《むみょう》によって業《ごう》が作られる」で始まります。無明（Avijjā）とは、自分が本当に感じていることを自覚できず、ある行動パターンを無意識的にくり返している状態です。「業を作る（Sankhāra）」は、伝統的に「行」と訳されてきましたが、わかりやすいように意訳しました。

フライバーグの「赤ちゃん部屋のおばけ」現象における事例に照らしてみますと、赤ちゃんの泣き声を聞いた瞬間に「この子は私を責めているんだわ。何か悪いことをしたというのかしら」と思ってしまうパターンや、赤ちゃんがお母さんに触れたくて手を伸ばしたのを見た瞬間に「この子は私を叩こうとしているのよ」と思い込んでしまう認知パターンに無明が働いていることが分かります。この無明に基づいた思い込みによって赤ちゃんを遠ざけてしまったり、叩いてしまう行動が業を作り出しています。こうして無明を介して虐待という業が連鎖していくことになってしまうのです。

業（Kamma）には、行なうという語源的意味があります。Kamma と Sankhāra は共通の語根 √kar（作る）を持ちます。行為を引き起こす意図や行為が及ぼす影響を含めて業と呼ばれます。仏教では、これらを身口意《しんくい》の三業に分けます。心の中であることをしようと思う意図する心のエネルギーが意業です。意業が言葉による発話行為になった段階で口業となります。意業が身体による動作となって表現されたときに身業となります。

言語記憶による自己同一性の育った大人では身口意の三業が分離していますが、言葉を獲得して自我意識の発達する以前の乳幼児の意業は、泣き声や「アー、ウー」という喃語による口業と、身振りや仕草による身業とが密接につながっています。フライバーグやクラメールらが実践的に開拓した母子精神分析や、メラニー・クラインから始まるプレイセラピーの流れの中では、乳幼児の身体的動作によって語られる精神内界のファンタジーを大人の言語によって読み取ってゆくという作業がなされます。

身口意の三業は発達の最初期においては渾然一体となっています。それが自我が芽生えて言語を獲得するにつれて、次第に身体的行為、発話行為、精神的行為という三つの領域へと分化してゆきます。社会的な人間関係に適応し生き残ってゆくために自分自身の本心を隠して相手に合わせて社交的な仮面や役割を生きるようになります。ウィニコットはそれを「偽りの自己」と呼び、その発生について次のように述べています。

母親が赤ちゃんの身振りや泣き声に答えて、授乳やオムツ替えや抱っこなどの世話をしてあげることが本当の自己のもとになる。しかし、母親が自分自身の不安や欲求に気を取られていて赤ちゃんの身振りや泣き声による欲求のサインに答えられないとき、赤ちゃんは母親の欲求に合わせるようになり、これが偽りの自己のもとになる。

適度な偽りの自己は健全な社会生活を送るために必要なものです。しかし、本当の自己が感じ取れないほどに偽りの自己が強固になってしまうとさまざまな問題が発生します。経済的あるいは社会的に大きな業績を達成しても何か空しさが残るような場合には、それは忘れられていた本当の自己からのサインが出ているのかもしれません。

それでは、「本当の自己」の認知はどのように行なわれるのでしょうか。フランスにおいてフロイトの精神分析を受け継ぎ深めたJ・ラカンは、乳幼児が鏡に映った自分の映像を自分だと認知するようになる過程での、精神内界での出来事を鏡像段階として洞察しています。すなわち、それまでの赤ちゃんは自分の中で起こる身体的な感覚と精神的なファンタジーと自分自身の存在感とが渾然一体になっていたのに、鏡に映る視覚的な映像を自分自身だと認識するころから、その視覚映像を自己表象として同一化すると同時に、それまで実感していた身体感覚のある部分が忘れ去られてしまうようになるのです。「これが自分だ」という感覚が生まれると同時に、失われてしまういのちの実感があるということです。自分を知る手がかりとなる自己表象が、自己存在の実感のある部分を隠蔽してしまうのです。自分の姿を見て「これが私だ」と思った瞬間に、自己存在の何かが零れ落ちてしまうのです。これは自己認知の構造的な限界として、私たちが自分について考えるときに免れることのできない根源的な自己矛盾の発端なのです。

私たちの自我は、鏡像段階に象徴されるような自己表象の獲得と実感の喪失や隠蔽というパラドクシカルなプロセスを経て次第に形成されてくるものです。ウィニコットは偽りの自己に対する本当の自己に関して、本当の自己は「これが本当の自己だ」と言った瞬間にすでに本当の自己ではなくなってしまうという言い方をしています。インド哲学が、本質は「～ではない」という否定形でしか表現できないものだとするのもそのためです。

それに対してC・ロジャースが心理療法の目指すものとして指摘した「自己一致（Congruence）」とは、このような偽りの自己と本当の自己のつながりを回復することであり、身口意の三業の乖離が新たな仕方で統合されることでもあります。本音とタテマエが創造的に一致すること、口で言っていることと身体の動作で表現していることが意識的にもつながるということです。

仏教において「仏性《ぶっしょう》に目覚める」ということも、自己一致という視点から考えると「本当の自分に目覚めること」だということができるでしょう。それは、身口意の三業が浄化されひとつになり、本来のいのちの輝きに触れて、智慧と慈愛とによって自己を創造的に生きる力を得ることなのです。

自己一致した状態はひとつの理想ですが、現実生活では心に思っていることと口に出すこと、口で言うことと身体的な仕草が表現していることとは必ずしも一致していません。言葉によるメッセージと身体言語によって漏れ出てくるメッセージとが違っている状態をダブル・シグナルとかダブル・メッセージと呼びます。本人は無意識的にくり返していますが、相手にはなんとはなしの違和感が伝わります。心理療法では、そのダブル・シグナルの違和感を手がかりとして本人が自分の発している二つのメッセージを自覚できるように、さらには自覚して選択できるようにサポートします。瞑想では、心の中に浮かんだ想念に気づき、さらにはそのときに感じている身体感覚を手がかりとして本当の自分の心に気づいてゆきます。

業と記憶

十二縁起では、「無明によって業が作られる。業を作ることによって識《しき》が生じる。識によって心身が生じる……」と、存在の連鎖を見つめてゆきます。ここでいう識（Viññāṇa）は、私たちの日常的な意識だけではなく、フロイトの説いた無意識、ユングの説いた集合的無意識、そして大乗仏教の唯識論《ゆいしきろん》が説いた阿頼耶識《あらやしき》のすべてを含んだ心の働きです。この識に支えられて、物質的身体と精神的心とが密接に結びついて私たちの心身現象が発生しています。

人間の誕生プロセスにおいて物理的には、受精卵が分割をくり返し、神経管ができ、心臓や眼をはじめとする器官が発達してゆきます。個体の発生は、生命の系統発生の歴史を模倣的にくり返しながら人間の胎児の形態に至ります。こうした身体的発生の歴史はＤＮＡの情報を介して伝達され、脳の形態にもその名残を残しています。

一方、精神的な側面では、系統発生の各段階における心性が、識を通して、本能として私たちの意識活動に影響を及ぼします。この識は、目、耳、鼻、舌、身体の皮膚や臓器、そして意識というあらゆる感覚器官と意識活動において発生しています。精子と卵子とが受精した瞬間から死の瞬間まで、識は迅速に消滅を繰り返しながら生命現象や認識活動を支えています。

仏教のアビダンマ瞑想心理学において、五感の身体器官において生じる識は五識《ごしき》と呼ばれます。五識は外界の対象と感覚器官とが接触した瞬間に生じて原初的な感覚印象をもたらし、さらに感覚器官から脳に情報が伝えられて高次な情報処理によって自我による認知活動が展開されてゆくための素材となります。五識は身体全体で生じています。

意識の流れの中で発生する識は、生命維持心（Bhavanga-citta）と呼ばれ、受精から死の瞬間まで、高次の非連続な意識活動が途切れた合間を埋めながら私たちの生命活動を支えています。熟睡している時や覚醒中でも意識活動が途切れた瞬間にはこの生命維持心の流れが浮かび上がります。あるいは、私たちが極限状態に遭遇して日常的意識活動が停止して世界が真っ白になるような体験をするときにも、この生命維持心の活動に直接触れる経験をします。

五識は、過去の業の結果として、私たちの感覚経験と共に現れ、その質に影響を及ぼします。生命維持心は、前世の死の直前にどのような意識体験をしたかによって決まるとされています。そしてこの生涯の全体にわたって、心身現象を根底で支えながら消滅を繰り返しています。私たちがある特定の気質を持って生まれてくるのは、この生命維持心によって規定されるのです。遺伝的な身体特徴がDNAによって決定されているのに対比されるものです。

この識は、現代の心理学でいう「記憶」に深いつながりを持ちます。記憶は、過去に体験したことの情報を現在や未来に再生しながらつなげてくれるものです。認知心理学の研究によれば、私たちの記憶は単純に保管されているのではなく、繰り返し呼び起こされ使われながら私について語りなおされ、新たな私の記憶として保管しなおされながら、ネットワークの中で維持されてゆくものです。これは、仏教の縁起観やアビダンマによる心理プロセスの分析に一致しています。

ここで簡単な思考実験をしてみましょう。一分間くらいの間、一秒前を思い出し続けてみてください。さらに、〇・五秒前、〇・一秒前……と、どれくらい今に近づけるか試してみてください。一秒より短い過去を思い出すという体験は、「私が〜を見ている」といった自我レベルでの認知が成立する以前の感覚体験に私たちを連れてゆきます。それは、世界が輪郭を失い、すべてが流れ落ちる滝のようになってしまう意識体験です。世界が真っ白になるように感じる人もいるでしょう。

思い出すという意識行為は、自我レベルでの認識が成立する以前の段階では、真っ白な光の中でいのちの流れに触れるだけの感覚体験になります。これは、W・ジェイムスや西田幾多郎の純粋体験につながるものです。それは、過去からのつながりを思い出し続けながら心身を支えてくれるいのちの流れそのものに意識が触れる体験です。私たちは、こうして時空概念を超えて永遠に触れることができます。数式で表すならば、lim(t→0)1/t=∞で表現される状態です。思い出す意識と、思い出される対象との時間的な差が、小さくなればなるほど、概念的認知による分節化によって切り刻まれていない対象世界の全体性に触れることができるのです。

ブッダは、「今・ここ」の自己の身体と心において世界の始まりと世界の終わりを知り、時空を越えた永遠に触れ、真理を洞察するための瞑想法として、気づきの確立（Sati-paṭṭhāna）を説きました。それが現在ヴィパッサナー瞑想法（Vipassanā：観法）と呼ばれているものです。それは、ありのままを見つめる洞察的瞑想法（Insight meditation）です。パーリ原典の中でそのことは、如実知見（Yathā-bhūta-ñāṇa-dassana）という言葉で呼ばれています。

気づきを言い表すパーリ語のsatiは、sarati（思い出す）という動詞の名詞形です。遠い過去を思い出す行為と、限りなく今に近い瞬間を思い出すという行為とは、自我による認知の発生を境界として、私たちをまったく違う世界に連れてゆきます。言語や概念によって分節化された世界と分節化される以前のすべてが融合して一体となっている世界、その両方の世界を往復しながら自己と世界についての真実を洞察する気づきは、こうした記憶や思い出すという作業に支えられたいのちの営みなのです。

ブッダが悟ったもの

さて、第三章でも少しお話しましたが、シッダッタ菩薩は王宮での贅沢三昧の生活からも修行者として苦行の中で体験した臨死体験に至るような極限状態の中でも人生の真実についての悟りが得られなかったことから中道の重要性を悟りました。

苦行をやめ、スジャータから乳粥の供養を受け体力を回復します。ふと、幼いころの農耕祭のことを思い出しました。鍬で鋤き起こされた土の中から虫が転がりだし、その虫を小鳥が舞い降りて啄ばみ、舞い上がった小鳥を大きな鷲がさらってゆきました。いのちの連鎖をつぶさに目撃した感動を味わっているうちに、木陰で坐したまま自然に深い禅定に入ってしまったことがありました。一瞬の洞察がもたらしたあの清々しい心のあり方が、自分の求めている悟りの土台となるかもしれない。そう思って、菩薩はネーランジャラー河の辺にある菩提樹の下に坐して瞑想を始めました。

「悟りを開くまでこの座を立つまい」という決意を固めて坐した菩薩を邪魔しようと、

悪魔が三人の娘をけしかけました。悪魔にとって誰かが輪廻から解脱してしまうことは望ましくないことなのです。なぜならば悪魔は私たちが死を恐れ生にしがみついて生きている領域を支配圏として生きているからです。欲望を離れ死への恐怖を乗り越えることは悪魔の力をそいでしまうことになるのです。

彼女たちは、渇愛、物憂さ、貪りという形で菩薩の心をかき乱そうとします。それらは私たちを輪廻につなぎとめる罠でもあります。しかし、菩薩の心は引きずられません。悪魔は自らの軍勢に攻撃の矢を雨あられと降らせますが、菩薩は静かに慈しみの心を起こします。すると、瞑想する菩薩の周りに防御のシールドができ、攻撃の矢はシールドに触れると花びらに変わって落ちていったと伝説は伝えます。業を煮やした悪魔は、自ら軍勢を率いて菩薩に詰め寄ります。

そのとき菩薩は右手で大地に触れて、これまで積み重ねてきた波羅蜜《はらみつ》の証明を求めます。すると、大地の女神が洪水を起こし悪魔の軍勢を一掃してしたと伝えられています。いのちを育む女性性の象徴である大地の女神が菩薩の成道《じょうどう》を支援したことに深い意味があります。悪魔が菩薩を輪廻につなぎとめるために成道を邪魔しようとしたのに対して、大地の女神は自らが育むいのちの循環である輪廻から解脱するための成道を支持したからです。仏像が結んでいる触地印《しょくちいん》が象徴することは、いのちを育むものの許しと支えがあってはじめていのちの循環である輪廻から解脱することが可能となるということです。そこに、菩薩の波羅蜜修行の意味があるのです。

悪魔の妨害を退けた菩薩は、夕刻から夜の前半にかけて深い禅定《ぜんじょう》に入り、その禅定から出て、心を過去の生涯を思い出すことに向けました。これを宿住念智《しゅくじゅうねんち》と呼びます。禅定の静けさに留まることなく、禅定を出てその落ち着き研ぎ澄まされた心の力を何かを洞察するために向け変えてゆくことがポイントです。集中した心のエネルギーを洞察に向けることは、サマーディ（三昧）からヴィパッサナー（観）への瞑想法の大転換であり、それまでのインドのヨーガによる宗教体験を土台として「仏教」が出現する画期的な転換点であったのです。

集中した心のエネルギーには莫大な力と多くの可能性があります。経典や解説書には、その心の力を神通力と呼ばれる超能力の成就へと向け変えることも可能であることが説かれています。後に密教がインドの土着信仰を取り入れて取り扱うようになる魔術的手法や加持と呼ばれるようになる祈祷法は、禅定の集中力で得られた心のエネルギーをイメージを使って対象の操作や保護に向けてゆく決意（Adhiṭṭhāna）によってなされるものです。
加持については後でケアの視点から検討を加えます。

宿住念智で思い出した過去世の物語はジャータカ（ブッダの前世の物語）にまとめられ

てゆきます。ジャータカは、より多くの人々を救済することができるブッダとしての悟りを得るという誓願を立てて、あえて輪廻の中に留まりながら、波羅蜜を積み重ねる菩薩思想に深いかかわりを持っています。シッダッタ菩薩が子供の頃に自然のありさまを見つめて深い瞑想状態に入ってしまったのも、菩薩としてのこうした波羅蜜の積み重ねがあったからでした。

たとえば、ジャータカのはじめには、スメーダ青年がディーパンカラ・ブッダ（燃灯仏）の下でブッダとしての悟りを開くための誓願をして、授記《じゅき》（お前は確かにブッダとなるであろうという預言）を受ける物語が配置されています。そのときスメーダはすでにものごとを平静に見つめる洞察智（Sankhārupekkhāñāṇa：行捨智《ぎょうしゃち》）を獲得しており、阿羅漢《あらかん》という悟りの段階に後一歩のところまで来ていました。しかし、阿羅漢の悟りでは多くの人々を救うことはできません。彼はディーパンカラ・ブッダのように多くの人を悟りの船に乗せて救済したいと望み、あえて悟りに入らずに輪廻の中で波羅蜜と呼ばれる功徳を積みながら人格を完成させてゆく道を選択します。

現代でもテーラワーダ仏教の諸国では、ジャータカの物語に従ってヴィパッサナー瞑想の最高地点である行捨智に達したことを自覚してからブッダとしての悟りを得るための誓願を立てて菩薩の道を歩み始める修行の伝統があります。行捨智に至るまでの修行では自分自身への執着を手放す際に出会う不安や恐怖や抑うつを見つめる智慧が獲得されています。大乗仏教では「自未得度先度他《じみとくどせんどた》（すべての衆生を悟りの世界に渡す前には自分は悟らない）」という誓願そのものに比重が移ってしまったために、自己存在への洞察智をどこまで深めるかについての基準があいまいになってしまった傾向があります。

すべての衆生の中に自分自身が含まれていることが忘れられると、他者救済という理想の影で自分自身へのケアが忘れられがちになります。自分自身を受容して大切にすることができないままで他者救済に関わると燃え尽きという落とし穴が待っています。

このことは、対人援助をしようと思う者に重要な教えを提供しています。少しでも多くの人々をよりよく支援し救済しようと思うのであれば、まず自分自身を知り、自らを磨く必要があるということです。心理療法では、セラピストになるためにはまず自分を知るために教育分析というセッションを受けることが求められます。自分がクライアントとしてセラピーを受けるのです。あるいは、エンカウンター・グループのようなグループワークに参加して体験的に自分自身を見つめます。自分自身の痛みを知った分だけ他人を知り共感することが可能になるからです。

人を救おうという動機の中に、自分自身が癒されたい気持ちが隠されていることに無自覚でいると、クライアントへの逆転移をコントロールできずに、治療関係を破壊してしまうことがありますし、燃えつき症候群などの問題を招きます。対人援助の現場に身を置きながらそれらのトラブルを防ぐためには、スーパービジョンと呼ばれるセラピスト自身のセラピーに相当するサポートが必要となります。

スーパービジョンでは、臨床現場でのセラピストの感情的な姿勢とその背景となっているセラピスト自身の生育歴の問題が魂の問題として浮かび上がってきます。魂の問題とは、その人が生まれ育った家系の中で無意識的に繰り返されている感じ方や考え方のパターンの問題です。ユングは、それを家族布置（ファミリー・コンステレーション）と呼びました。心理療法がスピリチュアリティや宗教からのサポートを必要とするのはこの次元からのことです。

ジャータカの中で菩薩は、動物や天界を含めてさまざまな世界に生まれ変わり、波羅蜜を積みます。ある意味で、それはいのちのつながりを表現しています。

たとえば、孔雀として生まれた菩薩は、昇る朝日を拝み、沈む夕日を拝みながらブッダや悟りを礼拝し、輝く太陽の力に守られて生きる糧を探し、悟りの糧を集めながら日々を過ごします。

上座部仏教では、ジャータカの孔雀物語が要約されて、護身経として唱えられています。孔雀は毒蛇を啄ばむため、森で修行するものたちにとって安心を与えてくれるシンボルとなったのでしょう。この流れは大乗仏教になると孔雀明王経や大日経につながり、太陽信仰の象徴化である大日如来を中心とした密教思想として展開してゆきます。これ以外にもジャータカの物語は法華経や華厳経の中に出てくる物語の土台となっていますし、さらには遠くイソップ物語にも影響を及ぼしているという説もあります。

それから深夜にかけて菩薩は、ひとつひとつの生涯の終わり方と次の生涯の始まり方の関連性を観察します。これを天眼智《てんげんち》（Dibbacakkhuñāṇa）と呼びます。経典には、あたかも人通りの多い交差点に立てられた塔の上に登って、歩いている人が店や家に入り、しばらくして出てきてはまた次の店や家に入るのを眺めているようなものだと説かれています。

生涯の終わり方に関する洞察は、アビダンマの死の間際の意識プロセス（Maraṇāsannavīthi）に関する考察やチベット仏教における『死者の書』の伝統に受け継がれてゆきます。生涯の始まり方については、前世の業によってどのような身体的特徴を持つか、どのような両親の下に生まれるか、どのような環境の中で育ってゆくかが影響を受けると説かれています。

科学は生死を媒介とした生命の連鎖に関して遺伝子レベルでその仕組みを解明してきました。このような生物学的あるいは物質レベルでの研究に対して、フロイトの対象喪失論や精神分析の対象関係論の流れの中から出てきたボウルビィの愛着理論やマーラーの発達理論などは精神レベルでの生死の連鎖の仕組みを解明しようとする領域です。そこでは、大切な対象を失った悲しみを信頼できる人間関係のつながりの中で表現して受容してもらえることが新たな対象との関係を結ぶ力につながり心身の健康につながることが解明されています。悲しむ力は愛する力につながっているのです。このような研究は、生と死をくり返しながらいのちをつなげている生命現象の背景にある精神的なエネルギーの死と再生に関する法則性として重要なものです。

死と再生のプロセスに関しては、仏教の中でも上座部仏教が瞬間転生を説くのに対してチベット密教では中有《ちゅうう》（バルド）思想を説きます。中有とは、ひとつの生涯から死滅して次の生涯に生まれ変わるまでの間の不安定な生存状態を指します。ただし、チベット密教でも、すべての人がバルドを経験すると考えているわけではなく、次に転生する先が明確に決まっている場合にはバルドはないとされます。また、上座部のパーリ経典にも「生存を捜し求める存在（sambhavesi）」という言葉があり、これを中有に相当すると指摘する見解があります。上座部では、それもひとつの存在として考えます。

すなわち、転生は瞬間的に起こるのですが、ある生涯での業が複雑な場合には死後しばらくの間は微細な形で複雑な業の余韻のバランス調整が行われるような不安定な生存形態があるのです。それをひとつの個別的存在とみなすか、あるいは不安定なエネルギーを一時的に保存しておいて安定するのを待つ緩衝領域のような調整期間と見るかで意見が分かれたわけです。

宿住念智と天眼智では、個人が生まれ変わるという視点から死と再生との連関が見つめられていました。宿住念智と天眼智による洞察を得た上で、さらに菩薩は深夜から早暁にかけて個人という枠をはずして精神現象と身体現象との相関的関係のあり方を洞察しました。これを漏尽智と呼びます。この洞察智によって、個人という視点を超えて、心身が絡まりあいながら相互に支えあって生起と消滅を繰り返しながら連続してゆく様子が観察されました。この流れの上に、「私」という個人的実在の影が映っていたのでした。

菩薩は、このようにして無意識的に繰り返してきた人生としてのいのちの実相を洞察して苦しみのありようを理解しました。それが十二縁起の内容です。

「無明によって業が作られる。業が作られるので識が生じる。識によって個的生命現象の情報が心身複合体に伝達される。心身複合体に五感と意識の場が形成される。五感と意識の場で外界との接触が起こる。接触によって対象が感受される。感受されたものが衝動的に渇愛される。衝動的に渇愛されたものが認知により習慣化され執着となる。執着がパターンを形成して魂と呼ばれるような生存基体が形成さる。生存基体から身体を持った個人が生まれる。自我を持った個人の誕生により四苦八苦に代表される苦しみが発生する」。

この智慧によって無明が破られました。どこからともなく漏れ出るように流れ出して苦しみの輪廻を作り出していた煩悩をつぶさに見つめることで、煩悩として業を作る動力となっていた感情体験は、私個人のものとしてではなく、さまざまな因や縁が寄り集まって一時的に浮かんでは消えてゆく無常のプロセスであることが身にしみて理解されました。

感情体験を私有化することなく、誰のものとしてでもなく感情そのものを体験することができたとき、喜怒哀楽は全ての命あるものに響きあう情動であることがわかってきます。こうして裁くことのない智慧によって見守られた情動は共感や思いやりへと成熟し変容してゆきます。この洞察智を漏尽智《ろうじんち》と呼びます。

誕生の三層構造

ブッダが十二縁起において「（魂と呼ばれるような）生存基体によって（身体を持った）個人が誕生し、（自我を持った個人の）誕生によって老病死や苦悩が生じる」と説いた過程には、現代の発生学や生理学や乳幼児発達心理学などを援用すると、三層構造があることが見えてきます。すなわち、①受精から出産まで、②出産から自我の芽生えまで、③言語記憶による安定した自己同一性が獲得されることによる心理的「私」の誕生です。

仏教では精子と卵子が受精してそこに識の波動的エネルギーが収縮した瞬間からいのちが誕生すると考えます。

受精卵は分割をくり返しながら原腸陥入を経て神経管が形成される頃に着床します。着床後は、母体から栄養を受け取りながら原始の海に似た羊水の中で生命の歴史を夢見るように系統発生を模倣しながら人間の胎児へと形成されてゆきます。

目や耳などの感覚器官が形成されると、胎児は振動を通して母親の声を聞き外で起こっていることを敏感に察知するようになります。お母さんの心の状態は胎児の生きる環境の気象条件のようなものです。胎内記憶を思い出す幼児もいます。胎教が行われるゆえんですが、お母さんが幸せな気持ちで赤ちゃんのことを思いながらすなおに楽しく暮らすことが最高の胎教になります。そのお母さんを守るのがお父さんや社会の役割になります。ここまでが誕生の第一ステージです。

自然な出産は、胎児の脳から発せられる信号が母体に伝えられてオキシトシンが誘発され陣痛が始まると考えられています。つまり、出産は胎児が「もう出てゆくよ」というサインを送ることで始まる母子の共同作業なのです。胎児が母親の産道を通過して生まれ出てくるのは母子のどちらにとっても容易なことではありません。母親は陣痛という大きな痛みを体験しなければなりませんし、胎児は狭い産道を搾り出されるようにして旋回しながら出てきます。胎児の頭蓋骨では縫合部がずれてくれるのでなんとか産道を通り抜けることができるのです。

胎児は産道通過の過程で一時的に仮死に近い状態を体験するという見方があります。産道通過体験の中にすでに死と再生の疑似体験が組み込まれているというわけです。オットー・ランクは、バース・トラウマという言葉でこの苦しみの傷が将来の性格形成に影響を与えるであろうことを指摘しました。スタニスラフ・グロフは、LSDによる精神病の治療体験や過呼吸状態による変性意識状態の中での体験の研究を通して、産道通過の各ステージがどのように性格形成に影響するかについての議論を展開しています。

自然出産で出てきたばかりの赤ちゃんは、出産直後の一時間ほどは初期覚醒といって目を見開いてきわめて高い覚醒状態にあります。この時間をお母さんのお腹の上に乗せて過ごさせてあげると、赤ちゃんはにおいを頼りにしておっぱいにたどり着きます。こうして五感をフルに活用して赤ちゃんはお母さんとの最初の絆作りをします。これは、動物行動学者のコンラート・ローレンツがインプリンティング（刷り込み）と呼んだのと同じ行動パターンです。卵から孵化して最初にローレンツを見たアヒルの雛は、ローレンツをお母さんだと思って後追いをするようになったのです。

動物では最初のインプリンティングが決定的な意味を持ちます。人間の赤ちゃんの場合には、初期覚醒時の絆作りも大切ですが、たとえそれが理想的にいかなかったとしても生後の二〜三年の時間をかけてゆっくりと絆を作ってゆくことが可能です。

子宮内での文字通りの母子一体の状態から出産によって母体から分離した乳幼児は、今度は精神的な母子一体状態から共生状態を経て徐々に心理的分離と個体化のプロセスを歩み始めます。Ｍ・Ｓ・マーラーは、乳幼児の精神的発達を母子一体の共生状態から自我が心理的に分離して個体化するという孵化理論によって説明しています。

誕生直後の二〜三ヶ月の赤ちゃんは、まだ胎内にいたときのリズムで生活します。太陽光のリズムを経験しながら徐々に夜昼二四時間の生活リズムに慣れてゆきます。このときに太陽光の変化を充分に体験しないと、セロトニン神経が発達せずに自閉傾向が助長されるという研究報告があります。この頃までは赤ちゃんの存在はお母さんの自我の中に含まれて守られているのです。これをマーラーは正常自閉期と呼びました。母親の存在によって外界から守られているという意味です。三〜五ヶ月になると、赤ちゃんはお母さんの存在に気づくようになり、母子の共生状態が始まります。

六ヶ月くらいからハイハイができるようになり赤ちゃんは少しずつお母さんから離れて移動することが可能になります。赤ちゃんの自我になる部分がお母さんの存在から分化し始めます。つかまり立ちができると視界が一挙に広がります。ヨチヨチ歩きができると空間感覚の変化を楽しむようになります。この頃には身体的にはお母さんから離れることはできるようになりますが、心理的にはまだまだ不安が残ります。お母さんから少しはなれて世界を探検しては発見したものをお母さんに見せて一緒に喜んでもらうことが励みになります。何かあって不安になるとすぐにお母さんのところに戻って抱っこしてもらい安心を充電することが必要です。

言葉を覚え始め、自我が現れ始めるころには第一次反抗期にあたる「ヤダヤダ」現象が出てきます。これまではずっとお母さんにやってもらったことを、今度は自分なりの仕方でやってみたいという気持ちがヤダヤダという表現になってしまうのです。この時期、親は自分が否定されたと思い込むのではなく、「ヤダヤダ」は「新しいボク／ワタシのあり方をいっしょに見つけてね」というメッセージだと受けとめることが大切です。こうして自我が現れ始める一歳半くらいから自我がしっかりしてくる二歳半くらいまでの時期を再接近期と呼びます。お母さんから離れてみたり安心を求めて近づいたりをくり返しながら自我の力をつけてゆく大切な時期です。再接近期において見捨てられ不安があおられると境界性人格障害のような傷が残ります。この時期までが誕生の第二ステージです。

三歳を過ぎる頃から、言葉を操る自我はだいぶしっかりしてきます。愛情対象としてのよい母親のイメージが内在化されることによって母親から離れて活動できる自我の力が育

M. S. マーラー（1897〜1985）の発達段階

正常な自閉期	0から3ヶ月	外界から隔離した閉塞系として夜昼なく睡眠を繰り返す
正常な共生期	3、4ヶ月	母親に気づくが自他の区別はない、よい経験と悪い経験の区別がつき始める
分離個体化·分化期	5から9ヶ月	つかまり立ちやはいはいができて母親と身体的に分離し、母子一体の共生状態から分化していく
分離個体化·練習期	9から14ヶ月	直立歩行により外の世界へ自己を拡大し環境を探索する、母親への愛着が形成され、母親を安全基地にして外界との間を行きする
分離個体化·再接近期	14から24ヶ月	母親との身体的分離をより確認するようになり分離不安を感じる、改めて依存対象として母親との親密な関係を強く求める、満たされないと見捨てられ不安を感じ、深く傷ついたり、逆に憤怒を生じさせ母親像の分裂を引き起こす
情緒的対象恒常性期	25から36ヶ月	母親以外の人とかかわることができるようになり母親からの分離に耐えられるようになる、母親がそばにいなくても愛情対象としての母親のイメージが心の中で持続性を持ち、安心して外界で活動できる、良い対象としての母親像と悪い対象としての母親像が統合される

ちます。思い通りにしてくれるよい母親像も、思い通りではない悪い母親像も同じ一人の母親なのだと受けとめることができるようになります。私たちが、言語記憶によって思い出すことが出来る人生最初の古い記憶は、大体この頃のことが多いものです。この頃が言語的概念による自己同一性として働く「私」の心理的誕生です。これが誕生の第三ステージです。

大人になって自分の人生だと認識するのは、この「私」の心理的誕生以降の出来事です。それ以前の出来事は、無意識的な記憶として蓄えられ、身体言語や身体症状などの無意識的なレベルで微細なサインを出し続けます。人生の不条理やどうにも理解できない感情体験などは、思い出すことが出来ない人生の最初期の体験を知らせてくれる神秘への窓口のような意味を持つことがあります。それはあたかも宇宙が誕生した時のビッグ・バンの残響が、宇宙の背景放射として微細な電磁波として今も宇宙全体に響いているようなものです。

子育てこそスピリチュアル

さて、誕生からさらに話が広がります。J・ボウルビィは、第二次世界大戦後における孤児たちの精神衛生に関する研究から「乳幼児と母親（あるいは母親代理者）との人間関係が、親密で、継続的で、しかも両者が満足と喜びに満たされているような状態が精神衛生の根本である」と指摘しています。戦争の混乱の中で疎開や入院という形で愛着対象である母親から引き離された乳幼児たちの精神衛生についての研究から得られた洞察です。

ボウルビィはさらに愛着形成の重要さを研究した著作の最後に、「ある人間のパーソナリティーがどのように構造化されているかということは、後の逆境的な状態、とりわけ拒絶、離別、喪失の状態におけるその人間の反応の仕方を規定する上においてもっとも重要なものとなるのである」と述べています。

逆境に強い人間を育てようと思うのであれば、幼少期に母親が共感的かつ協力的に支援し励まし、そのあとから父親も同じようにして、子供が自分の環境を自信を持って探求できるように応援し、効果的に環境に対処することが出来るようにモデルを示し、見守りながら育てることが重要になります。

D・W・ウィニコットは、「道徳と教育」に関する講演で原罪に対する原善について考察しています。原善は、神という概念の中に封じ込められてしまって、本来それを共に育んで創りあげてきた人たちのことが切り捨てられてしまっています。すなわち、自然な育児の中で育まれた健全な自我の中にこそ、原善や神が宿ることができるのに、そのほどよい育児については正当に評価されていないのです。ウィニコットはそのことを次のように語っています。

「宗教（神学というべきか）は、成長してゆく個々の子供から善きものを盗んで、この盗んだものを子どもに注入し返すという人工的な方途を完成させた。そして、それを〝道徳教育〟と呼ぶのである。現実問題として、道徳教育が功を奏するのは、幼児または子どもが自然な発達過程を通して彼または彼女自身のなかに、それが空の高いところにおかれたときに神の名称が与えられるような素材を発達させているときに限られるのである」。

ヨチヨチ歩きを始めた子どもは、不安になったり寂しくなったりすると両手を伸ばして「抱っこ」を求めます。その求めに応じてすぐに抱き上げてあげることのくり返しによって救済という概念の垂直軸が作り上げられます。すなわち、助けを求めれば必ず救いがやってきて重力に逆らって抱き上げられて安心できるスペースの中に抱きとめられることへの信頼が、神や救済についてのイメージの背景として必要なのです。

大人にとっての癒しのイメージはさまざまです。しかし、赤ちゃんにとっての癒しの体験は授乳やオムツ替えなどの日常的な世話の中で実現されています。自我の確立していない赤ちゃんにとっては、空腹や寒さや痛さなどによる不快感は身体を基盤とする存在全体に一気に広がってしまいます。おっぱいやオムツ替えを求めて激しく泣くのは、その不安の強さを表しています。泣き叫ぶ赤ちゃんが体験している不安は、身体がバラバラになってしまうような、奈落の底に落ちていくような、魂が抜けてしまうような、ジリジリ焼かれるような、途方にくれるような体験です。大人のイメージで言えば地獄の体験です。

そのときに、母親（あるいは養育者）が求めに応じて適切な世話をしてあげることで赤ちゃんと母親との間に笑顔が生まれます。それは両者にとって安堵と喜びに満ちた天国の体験です。母親の適切な世話によって地獄だった世界が天国に変わるような体験は、私たちが人生で最初に体験する癒しであり魔術的な幸福体験です。それは自分ひとりでは決してできないものです。

この魔術的な癒しの体験は赤ちゃんに万能感を与えてくれます。自分が必要なものを求めればそれがかなえられる、自分にはそのような力があるという錯覚です。母親の適切な世話という支援によって獲得される万能感という安心と信頼の上に、健全な自我が育まれます。万能感は、たとえそれが錯覚であったとしても、それなしでは精神的健康は得られない重要なものです。人生最初期の自我が安定する三歳くらいまでのテーマは、この万能感をいかに上手に育んであげられるかと言えます。いい意味で甘えさせる、わがままをさせてあげるのです。そして、私たちは自我の成長と共に、この万能感という錯覚から現実へと嫌でも目覚めてゆくことになります。

「三つ子の魂百まで」という諺がありますが、それはこのような人間存在の発達を古人が洞察したものです。三歳までの体験は、言語記憶では思い出せませんが、感じ方や無意識的な身体の動きの癖などの身体的記憶によって保持されています。三歳までの乳幼児の存在は、大人たちが無意識的にやり取りしている雰囲気を敏感に察知するアンテナを持っています。自分が生まれ育つ家庭や家系が抱える秘められたタブーや葛藤による痛みを察知します。そして、何とかしてその痛みを癒そう、問題を解決しようと動きます。魂というのは、そのように自分を含む一族全体を愛そうとする傾向を持ちます。あらゆる宗教が愛を説くのもそのためです。「三つ子の心」ではなく、「三つ子の魂」といったところに日本語の智慧があると思われるのです。

世代間を伝えられてゆく智慧や思いやりも、虐待や暴力的傾向性も、このような子育てのなかでの人間関係として養われてゆきます。私たちが生きる現代社会ほど、こうした仏教や心理療法の洞察を生かして、子育てという現場にスピリチュアルな実践を必要としている時代はありません。別な言い方をすれば、私たちは歴史上はじめて子育てのなかにこそスピリチュアルなものが隠されていたのだという事実に気づいたのです。

そして、それを実践しなければ人間の心のあり方や存在そのものが地球上に存続してゆけるかどうかわからないくらいの環境的な危機に直面しているのです。

第五章　本当の満足を求めて——大欲に至って欲を忘れる

前章では、いのちが世代から世代へと受け継がれてゆく現象について考察しました。人間が赤ちゃんとして生まれ、人生最初に接する環境がその人の魂や性格の形成にどのように影響するのかについてのお話でした。ここではさらにその赤ちゃんが成長した時の生き方について考えてみましょう。

くり返しになりますが、赤ちゃんと子育てについて考えるのはスピリチュアルケアにとって非常に重要なことです。なぜなら、人生最初期の体験はその人が成人してからどのように世界を体験するかの土台となるからです。それは言葉や概念の記憶には残りませんが、無意識的な感じ方や考え方のくり返しとしてその人の人生に大きな影響を及ぼします。

最近の宇宙物理学では、宇宙が生まれたときのビック・バンの残響が今でも電磁波として均等に広がっているのが観察され、宇宙の背景放射と呼ばれています。死の看取りをはじめとするさまざまな人生の危機に遭遇している人を支援するスピリチュアルケアにおいても、その人が生まれ育ってきた生育歴の背景放射がどのような響きであるのかを感じ取ることが、その人によりよく寄り添ってゆくために必要となるのです。

窓ガラスはママの味

D・W・ウィニコットは、本当の自己のよりどころについて次のように考察しています。赤ちゃんが身体の身振りや泣き声で表す欲求のサインを母親（的養育者）が察知して応えてあげることによって本当の自己が育ってゆきます。赤ちゃんは言葉で自分の欲求を伝えることができません。自我の発達していない赤ちゃんには、それが自分の欲求である自覚さえないのかもしれません。身振りや泣き声に直結している心のエネルギーに対応してもらい、それが対応してくれる人との間の喜びとなったとき、赤ちゃんはそれを自分の欲求だと自覚するようになるのでしょう。本当の自己が育つには、共に見て、共に感じて、共に行動してくれる母親という他者が必要なのです。

これに対して偽りの自己は、母親（的養育者）が自分自身の欲求や不安に気を取られていて赤ちゃんのサインに気づかず、赤ちゃんのほうが母親の欲求に合わせなければ生き延びられないような状況から形成されてきます。偽りの自己は、その健全な側面として社交術として必要なものです。しかし、度を越すと本当の自分の気持ちがわからなくなってしまいます。成人して社会的に地位や名声を獲得してもなんとはなしの空しさに襲われたり、人生が無意味に思えてきたりするのは、なしえた業績が本当の自己の欲求からのものではなかった結果です。

やっていることが本当に自分の欲するものであるなら、たとえお金持ちにはなれなくても、地位や名誉が得られなくても、そこには充実感と生きる喜びが生まれます。わざわざ生きる意味について考えたり、使命感を持ったりする必要さえ感じないかもしれません。試行錯誤の連続でどのような困難に出会ったとしても、本当の自己はただそれをするのが楽しくて生き生きとしています。本当の自己は、そのように創造的に生きる実感の中にあります。「これが本当の自己だ」と概念化した瞬間に、それは本当の自己ではなくなってしまいます。

日本社会には常に他人の目を気にして行動する習慣があります。しかし、それは本当に他人の気持ちを知ろうとしているからではありません。相手の目を見ながら話すことを避ける習慣もあるからです。日本人が話し相手の目を見るのを避ける様子は対人恐怖にも似たところがあります。人からどう思われるかを気にして自分の気持ちに正直に生きられない日本人の傾向性は、一体どこから来ているのでしょうか？　私たちは一体何を恐れているのでしょうか？

子育て支援の現場にいると、その答えを見せつけられるような場面に遭遇することがあります。次の事例も、そのような場面のひとつです。

保育園が主催する子育て支援プログラムで、親子で折り紙をしていたときのことです。私は、折り紙を指導するメインスタッフのサポートをするサブスタッフとして参加していました。Kくんはもうすぐ三歳で、この会には二回目の参加です。みんなで座って折り紙をしていた机から離れてフラフラと歩き出しました。お母さんは、離れていったKくんの腕をすぐさまギュッとつかんで「みんなと一緒に折り紙しなくちゃだめじゃない」と強く言って、強引にK君を机のほうに引っ張って行こうとしました。

それを見ていた私は、一瞬胸がズキンと痛みました。K君の行動よりも、お母さんの強烈なエネルギーのほうが気になりました。そこで私はお母さんの側に寄って「お母さん、ここではお子さんとお母さんが一緒に楽しい体験をしていいのですよ。Kくんがみんなと同じことをしないのをそんなに気になさらなくても大丈夫ですよ。ちょっとKくんについていってみませんか？」と誘いました。

Kくんは壁にかかっている時計に関心があるようです。時間が来ると動物たちが出てきて音楽が奏でられる仕掛けの時計でした。そういえばさっき一一時の演奏が聞こえていました。Kくんはそれを聞いて見ていたのかもしれません。私はK君と時計の話しをしながら、お母さんも話の輪に加わってくれるように誘いました。

お母さんは少しリラックスしたようですが、まだ折り紙のことが気になっている様子です。お母さんには先に席に戻って折り紙を続けてもらい、私はKくんのあとをついて行ってみることにしました。Kくんは引き戸を開けてホールを出ると、その戸を閉めて、引き戸の窓ガラス越しに中の様子を眺めはじめました。そのうちにKくんは、窓ガラスにほっぺをくっつけたり、ガラスをなめたりしながらお母さんを見つめていました。

そのとき私は、プログラムが始まる前にKくんがお母さんの胸に手を入れておっぱいをほしそうにしていた光景を思い出しました。お母さんはKくんの手を払いのけ、顔を背けて、隣にいたお母さんたちと話し続けました。グループにまだ慣れていないKくんにとっては、安心のためにおっぱいが恋しくなったのでしょう。

今のKくんにとっては、グループからこれくらい離れたところでお母さんに抱っこしてもらって、おっぱいに顔をうずめて、たわむれて甘えたいのでしょう。そうすれば安心できます。

しかし、お母さんの安心は、Kくんがグループの中でみんなと一緒に折り紙をして、後ろ指を刺されないようにすることだったのかもしれません。

Kくんは、後ろ指をさすかもしれない人たちの輪の外側に出て、戸を閉めて窓ガラス越しに全体を眺めながら、そこでお母さんのおっぱいから安心をもらっているファンタジーに耽っていたのかもしれません。私には、そんな気がしました。

私はタイミングを見てKくんに「Kくん、気持ちいい？　窓ガラスって、あまい？　しょっぱい？　どんな味がするのかなぁ？」と問いかけました。するとKくんは、ハッとして一瞬私のほうを見つめたあとで、引き戸を開けてお母さんのほうに走っていって、一緒に折り紙を始めました。

それからしばらくすると、Kくんはお母さんと一緒に私に折り紙を見せに来てくれました。私はKくんがお母さんに作ってもらった手裏剣の折り紙で一緒に遊びながら、お母さんに「Kくんはまだおっぱいをほしがることがありますか？」と尋ねてみました。お母さんは「そうなんですよ。あまちゃんで、まだほしがるときがあって困るんです」と話してくれました。

私は、お母さんに子どもにとってのおっぱいさんの大切さを解説しました。こういう大人数の集いに来ると、慣れていない子どもは不安になって、安心を求めておっぱいさんが恋しくなるのです。そんなときは、さっと抱っこして、胸を貸して甘やかせてあげましょう。安心が充電されると、子供は遊びの世界へまた旅立ってゆくものです。一度グループから離れても、気持ちが満たされると、みんなと同じことがしてみたくなるものです。三歳までの子どもたちに無理やり集団行動をさせることはありません。真似してやりたいことがあれば、みんな一斉にやりだすだけのことです。それでよいのです。

それから二、三回もするとKくんはすっかりグループになれました。お母さんも前よりはずいぶんとリラックスしてKくんを見守ってくれるようになりました。ときどきKくんがお母さんの胸に手を伸ばしたときでも、少しギクシャクしながらも抱き上げて甘えさせてあげられるようになりました。窓ガラスは、きっとママの味だったのでしょう。

加持と心理療法の構造

空海は「十住心論《じゅうじゅうしんろん》」の中で、最高に発達した心の段階を秘密荘厳心《ひみつしょうごんしん》と呼びました。

私はスピリチュアルケアと真言密教の実践のつながりを学ぶために、ある真言僧に「加持について教えていただけますか？」と尋ねたことがありました。老僧は「それはなぁ、たとえば弟子が自らの悪業が招いた結果に苦しんでおるときに、師匠はその弟子の過去をよく見て善業を探し出して、その善業がその弟子を取り囲んでくれるように深く配慮してあげることじゃなぁ」と答えてくれました。

私はそれを聞いて、ふと秘密荘厳心という言葉を連想したのです。それはスピリチュアルケアの根幹になる智慧と慈悲とを実践的に言い当てたよい言葉だと思いました。

困難に出会っている誰かを支援しようとするときには、まずその人をありのままに知る必要があります。そして、困難を招いてしまった原因を吟味します。それから、その人の持っているよい面を探し出します。その人が自分自身の持っている力に気づき、それを上手に使って周囲の協力を得ながら困難を乗り越えてゆけるように応援します。その人が持っているよいところや隠れた能力に気づき、それを使いこなせるように支援することはその人の存在を荘厳することになるのではないかと思います。

自分自身が困難を乗り越えてゆくのも容易なことではありませんが、他者が困難を乗り越えてゆくのを支援するのも容易なことではありません。私たちは自分の心さえ自由にコントロールすることはできません。まして他者を自分の思い通りに支援することは不可能です。それでは支援ではなく、支配になってしまいます。あくまでも当事者の主体的な意思決定が大切です。

他者を支援するためには、その思い通りに行かない過程を見捨てずに見守り続ける決意が必要です。そのためには、自分の目から見た因果の道理による判断の心を手放し、因果を超えたものが働き出すスペースを尊重することが必要になります。人間の目に見える因果の道理を詳しく観察しながらも、それにとらわれず因果を超越したものに委ねることを知って、共にいのちを輝かせることのできる意識のあり方が、秘密荘厳心の核心なのではないかと思います。

すべての対人援助においていえることですが、心理療法の時空に典型的に現れてくる現象に転移があります。転移とは、自分の中にある感情的な思い込みを他者に投影してしまうことです。人間関係が深まるときには、最初は相手のことがすばらしく思えてくるものです。「この人は最高のセラピストだ」とか、「この先生は私のすべてがわかっている」とか思えてきます。それは、ある種の恋愛感情にも似た気分です。これを陽性転移と呼びます。陽性転移に関してセラピスト（支援者）が気をつけなければならないことは、自分の中の満たされないところに無自覚でいると逆転移（セラピスト側の思い込みの投影）に巻き込まれて本当に恋愛関係に入り込んでしまってセラピーが破壊されてしまうことです。セラピストは自分をよく知り、セラピー空間という枠を守る必要があります。

この陽性転移によって信頼関係が一気に深まります。これをラポールの形成と呼びます。

この信頼に支えられて、それまでは人に話せなかったようなことでもセラピストには話せるようになります。人は誰かに話して聞いてもらうことで自分が本当に感じていたことを確かめ自分自身の感情体験として受けとめることができるようになります。心理療法ではこうして自分史の再編集が行なわれてゆきます。それまで抑圧していた感情を自分自身のものとして再体験して自分の一部として受容できるようになります。そうすることで、他者に対する見方も、誰かの色眼鏡で見ていたものが、自分自身の感情を取り戻すことによって、その人そのものをありのままに見つめることができるようになります。

こうして心理療法が深まってゆくと、ある時点から怒りや妬みや憎しみなどの不快な感情が湧き出してきてそれがセラピストに投影されるようになります。これを陰性転移と呼びます。それはセラピストにとってもうひとつのサバイバルが要求される正念場です。陰性感情を投影して攻撃（行動化）してくるクライアントは無意識的に過去のとても辛かった場面を再現しようとしています。自分が見捨てられ傷ついた辛い場面を再現し、自覚できなかったほどに苦しかった感情体験を共に知ってもらうことによって何とか修復したい、許されたいという願いが隠されているのです。しかしセラピストが逆転移に巻き込まれて報復攻撃をしてしまうと、クライアントは過去の傷つきや見捨てられ感を上塗りすることになり、治療関係が破壊します。

セラピストは、投げつけられた陰性感情に対して湧き上がってくる逆転移を自覚して、クライアントをより深く理解する材料として使いこなさねばなりません。投げつけられる行動は、クライアントがまだ自分のものとして受けとめきれていない感情から出てくるものです。セラピストがその攻撃に生き残って、自分の中に生じた逆転移を理解してそれが何を意味するのかを解釈し、クライアントが受けとめられる仕方で映し返してあげることが必要です。

こうしてコミュニケーションが持続することによって、維持された人間関係の中でクライアントは抑圧していた感情を自覚して修復体験をする機会を得ることができます。それは、否定的な感情を持っている自分が許され認められる体験でもあります。こうして怒りや憎しみや妬みなどの感情を自分のものとして受けとめて認めることができるようになります。すると、それらの感情の背後に隠れていた悲しみや屈辱感や無力感や寂しさなどが浮かび上がってくるスペースが開けます。

セラピストが逆転移を自覚しながら適度な距離を保ったコミュニケーションが循環することで、クライアントは過去の辛い体験の中で感じていた悲しみや屈辱感や無力感や寂しさなどに触れることができます。セラピストは転移・逆転移という感情的な巻き込み合いの中に入っていますが、振り回されてはいません。しっかりと自分を保って、響き合うエネルギーを感じながら、ありのままを見つめて交流を維持します。こうして上手に巻き込まれ合いながら自分と相手をありのままに見つめ、適度な距離を保った双方向の交流が維持される中で人は互いに認め合う喜びに触れることができます。

それはあたかも、泣き叫んだり手足をバタバタさせて暴れていた赤ちゃんが、お母さんに抱きとめられるうちにいつしか泣き止んで、落ち着いて、お互いにほっとして笑顔が戻る瞬間に似ています。二人の間に笑顔が回復されたとき、赤ちゃんは、泣き叫んでいたときの自分の感情が何であったのかを理解できるようになります。お母さんがそこにしっかりと存在し続け交流してくれることで、赤ちゃんは自分の感情を受けとめて理解してゆく力を身につけられるのです。人は自分自身を理解するために一緒に体験しながら映し返してくれる他者を必要とするのです。

こうして受けとめられ許されることで、罪悪感という不安は思いやりへと変容してゆきます。これは私たち人間が人生で最初に体験する癒し体験であり魔術的な奇跡体験です。セラピーやさまざまな対人援助の現場で陰性感情が転移されてきたときの対応は、こうした幼少期におけるやり損ねた許しや思いやりの育成をやり直すプロセスなのです。

心理療法や対人援助においては堅固な決意があってはじめてこのような困難な時期を共に過ごしてゆくことができます。

その決意のことを上座部仏教のパーリ語経典では、Adhiṭṭhānaと呼んでいます。上座部仏教では決意を十波羅蜜《じっはらみつ》のひとつに数えています。波羅蜜とは、一人でも多くの人をよりよく支援し救うことができるように人徳を積み重ねる修行です。上座部では出離、布施、持戒、忍耐、精進、智慧、真実、決意、慈しみ、平静に見守るの十項目があげられていますが、大乗仏教では布施、持戒、忍耐、精進、禅定、智慧の六波羅蜜になっています。大乗仏教にも十波羅蜜の考え方はありますが、そこでは上座部の真実波羅蜜が方便《ほうべん》波羅蜜に、決意波羅蜜が力波羅蜜に、慈しみ波羅蜜が誓願波羅蜜に、平静に見守る波羅蜜が禅定波羅蜜になっています。

「決意」という要素は、スピリチュアルケアにおいても重要な要素です。決意があってはじめて心の要素が働き出し、それが身体的、心理的、社会的レベルでのケアにおいて循環する言葉になり行為になってゆくからです。さらに、心理療法的関係における陽性転移から陰性転移への転換点で起こるクライアント側からの攻撃にセラピスト側がサバイバルしてゆくためには、セラピスト側の決意という心の力が不可欠になります。大乗仏教になると決意波羅蜜が力波羅蜜になっているのはそのためだと思われます。

そして、上座部仏教では真実波羅蜜として注目していたものが大乗仏教では方便波羅蜜という視点に転換されるのは、心理療法やスピリチュアルケアの臨床現場では何が真実であるかよりもその真実が関係性の中でどのように表現されているかに対応することが重要になってくるからだと思われます。上座部仏教から大乗仏教へのシフトは、修行の観点がより広い対人支援のあり方へと変化してゆく表れだととらえることができます。

Adhiṭṭhānaは、密教になると加持《かじ》という意味で使われるようになります。行者が禅定に入り、その禅定の力を利用して誰かを守ったり救ったりするイメージを育み強く念じます。すると、そこに禅定によって集中した心の力が働いて、イメージという想念を通して時空を超えてエネルギーが伝えられ、微細な形ではありますが、念じられた人に加護が働きます。それは共時性と呼ばれる現象に似ています。共時性は、意味のない偶然の一致のような形で起こります。

ちょっと難しい物理学に照らしてみますと、加持とは量子力学でいう非局在性の原理によって起こる現象です。非局在性とは、対生成（高いエネルギーを持った光子が衝突したときに、粒子と反粒子が生成される自然現象のこと）した二つの素粒子の一方の状態が観測された瞬間に、他方の素粒子の状態が一意的に決定されてしまう現象です。その二つの素粒子がどんなに遠く離れていても、このような時空を超えたつながりが維持されています。粒子の位置は時空の一部に局在しますが、素粒子のつながりは時空の一部に限定されるものではないので非局在性（Non-locality）と呼ばれます。現在では、この非局在性の原理を利用して物質の瞬間転送や量子コンピューターの技術が開発されようとしています。

宇宙に働く物理的な力は、万有引力、電磁気力、強い力、弱い力の四種類に分類されます。強い力は、原子を構成する陽子や中性子などの間に働いて核子をつなぎとめておく力です。水素原子がヘリウム原子に変換するような核融合反応が起こると、核子をつなぎとめておいた強い力が莫大なエネルギーとして放出されます。このエネルギーを平和利用するか戦争のために使うかは、人間の決意によります。

物理学では、古典力学で取り扱う原子までの世界と、量子力学で取り扱う素粒子の世界には大きな隔たりがあり、原子や分子の世界から、素粒子の世界に突入する壁を越えることを量子的飛躍（Quantum leap）と呼びます。この量子的飛躍があるために莫大なエネルギーを利用することができます。また、素粒子の世界を研究するために原子を崩壊させるためには高速炉のような莫大なエネルギーを使う施設が必要とされるのです。

何が言いたいのかというと、心の世界でも、日常的な意識のレベルと非日常的な無意識レベルには量子的飛躍に類似した大きな違いがあるということなのです。

仏教では、世間的真実と第一義的真実として分けて考えます。禅定のような意識的な手法でその壁を越えるとき、双方の世界のエネルギーの差が核爆発のように喜びやクンダリーニの覚醒として湧き出すことがあります。禅定は、心を一定の対象に繰り返し集中させてゆくことで意識のレベルを分節化された日常意識レベルから未分節の無意識レベルに没入させます。自分と他人、主体と客体という概念的な分離がなくなります。大乗仏教ではそれを「入我我入」という言葉で表現します。

インドでは古来ヨーガによってその深層エネルギーに触れる意識の技法が開発されてきました。ブッダは、禅定によって得た力を宿住念智、天眼智、漏尽智に向ける決意をすることで悟りを開きました。三明《さんみょう》と呼ばれる悟りに関する洞察智として利用する回路です。しかし、ブッダは三明以外にも禅定による心のエネルギーを神通力と呼ばれる超能力的な手法で使う技も知っていました。たとえば、カッサパ三兄弟を折伏したエピソードではブッダはカッサパ兄弟に勝る超能力を使いました。神通力で彼らの心を調教して、より深い真理に向かい合うための下地作りをしました。

経典には、このようにブッダが超能力を使って教え諭した事例が多く出てきます。そのなかには、相手の心を読んだり、弟子が瞑想するためのイメージを転送したり、あるいは自分の身体を微細な意識エネルギー体として化作して、遠隔地で説法をしたりということが出てきます。後に密教が加持として開発した技法も、このような禅定力を利用した他者支援法のひとつです。インドのヒンズー教に伝わる呪術を取り入れて、それを禅定という集中した心が持つ莫大なエネルギーの使用法として慈しみの精神に基づいて開発されたものです。

ただし、ブッダは布教の中盤から後期にかけては超能力を使うことを禁ずるようになりました。神通力に関連して生じる微細な執着によって人間関係が壊され、修行が横道にそれ、解脱への教えの真髄がぼやけてしまうことを危惧したのです。神通力を得たものは、他者に見せびらかすような形ではなく、密かに人のためになるような形で使うことのみが許され、そのように教えられたのだと思います。

真言密教の中で空海が説いた加持や秘密荘厳心というのは、こういう仏教の流れの中で理解される必要があります。真言密教の伝統では、加持とは、行者が禅定に入って獲得した境地（tthāna：持）に大日如来の不思議な力が加わって（Adhi：加）実現されると説明しています。仏教のアビダンマのような心理学的な説明に還元すれば、行者が禅定で得た集中力によって他者を守護するイメージを心に堅く決意して神通力を起こし、想念を通してエネルギーを転送して他者支援をする意識の技法です。

禅定によって生まれる神秘的な力の根源を「大日如来」というような人格化されたイメージによって象徴するのは大乗仏教や密教の宗教的な特徴です。その根源的な力のシンボルは、大日如来でも阿弥陀仏でも父なる神でもアラーでも、あるいは今風に言うならば宇宙意識や高次元の力であってもよいのです。宗教の違いは、その根源的なものにどのようなイメージや名称を与えるかの違いでもあります。その根源的なものを言語でどのように意味づけ、位置づけるかがドグマとなります。

宗教は英語でreligion です。その語源はラテン語のre-legareで、根源的なものに再びつながることを意味します。その根源的なものが何であるか、どのような意味を持つのかに関する教えをくり返し唱えることであると解釈することもできます。禅定という意識の技法を心理学的に解明してゆくことは、あらゆる宗教に共通した根源的体験に触れるための心理的プロセスを語る共通言語を獲得することにつながります。そして、宗教の違いを超えて共通するその根源的なものを純粋に個人的なものとして語るためにスピリチュアリティーという言葉が使われるようになってきました。

スピリチュアルケアにおいては、他の対人援助と同様に、ケアする人がどのような決意やイメージを持って働いているのかを自覚することが必要です。何かをすることよりも、共にいることが重要になるからです。自分がどのような感情的姿勢や無意識的な意図を持ってクライアントと一緒にいるのかが存在の深いレベルで響きあってしまうのです。そこに、密教における加持の持つ微細な構造と似通ったところがあります。

心理療法的な見方をすれば、ケアしたいという自分のモチベーションの背景にある生育歴を教育分析によってよく理解しておくこと、現場でクライアントに対して無意識的に抱いてしまうイメージや言動パターンについてスーパービジョンを通して自覚を深めてゆくことが必要なのです。

禅定による一体感が癒してくれるもの

神秘的な力が生まれるとされる禅定について、もう少し細かくお話ししましょう。禅定は、Jhānaという言葉の音訳です。語源的には深く考える、焼き尽くすという意味があります。ある事柄について深く考えてゆくと、日常的意識と非日常的意識との境界で言語や概念の壁が焼き尽くされて、いのちの実相そのものに触れる体験をします。そのとき、自我の境界が融解して神秘的な合一感を体験することが少なくありません。また、それに伴うエクスタシーに酔いしれることもあります。

こうした至高体験をするとそれまでの痛みや不満が癒されたり満たされたりするように感じるものです。至高体験は日常生活の苦しみを忘れさせ、別な世界に触れさせてくれるために宗教的な体験の基盤となります。それぞれの宗教が祈り、念仏、声明、歌、踊りなどを通して至高体験に導くための技を持っているのはそのためです。宗教の違いは、至高体験に至るプロセスで用いられるシンボルの違い、あるいはその至高体験を解釈する際のシンボルとドグマの違いだと考えられます。

仏教ではこの禅定について心理学的な考察を加えています。アビダンマでは、禅定を支える要素として、①心を対象に向ける思考（Vitakka）、②対象を観察する思考（Vicāra）、③喜び（Piti）、④リラックス（Sukha）、⑤一体化（Ekaggata）を挙げています。

すなわち禅定を得るためには、まず何かの対象に向けて意識を向ける必要があります。心は常にあれこれとさまざまな対象を彷徨ってゆく傾向がありますので、くり返しひとつの対象に意識を集注させるように訓練します。ひとつの対象にくり返し意識を向けていると、同じ対象でもさまざまな側面がありその時々で違った様相を見せることがわかってきます。血液を遠心分離機にかけると比重によって血漿と血清の層に分かれるように、くり返しひとつの対象に意識を向けてゆくことはその対象をさまざまな角度から観察することになります。これらの作用は思考と呼ばれますが、ただ頭の中で考えるだけのものではありません。実際に対象に注意を向け、くり返しその時々のありのままを見つめる純粋な意識の向け方です。

脳波や血流の測定をすると、このような意識の向け方をしていると右脳の前頭前野の血流が増えて覚醒度の高い速いアルファ波（α2）が出ます。くり返し意識を向ける作業はセロトニン神経を活性化して、心の安定をもたらすようになります。ただ頭の中で考えるだけの状態では脳波はβ波で、セロトニン神経も活性化されることはありません。しっかりと意識を向けることが大切です。

くり返しひとつの対象に意識を向ける訓練を重ねると心が落ち着いて関心が純化されてゆきます。すると、心の中の雑多な想念が鎮静することによって喜びが湧きあがってきます。身震いしたり身の毛がよだつような感じの喜びもあります。身体が軽くなり浮かび上がるような喜び、波のように繰り返し押し寄せてくる喜び、雷のように電撃的にやってくる喜び、全身がしっとりと潤うように感じる喜びもあります。喜びはその人の存在を光り輝かせます。実際、喜びに満ちた人はその周辺が輝いて見えることがあります。

喜びは大きなエネルギーを持ちます。そのエネルギーには刺激性や興奮性が伴います。ヨーガでチャクラが開いたりクンダリーニが上昇するといわれるような体験では、一気にそのエネルギーが湧き上がるので、それに伴う興奮や刺激による副作用が起こります。その興奮や刺激に耐える自我の強さが必要です。自我が興奮や刺激に飲み込まれてしまうと、スピリチュアル・エマージェンシーと呼ばれるような精神的に不安定で危機的な状態に陥ることもあります。そのようなときには、熟練した瞑想の指導者や、同じ体験を通過してきた先輩、あるいは専門のセラピストなどに相談して指導を受けることが必要です。

禅定の修行では、最初に呼吸をはじめとするひとつの対象にくり返し純粋に意識を向ける訓練をくり返します。一見単調なこのトレーニングが、実は喜びの興奮性に耐えられる自我の強さを養ってくれます。瞑想中に次から次へといろいろな対象を求めてさ迷い歩く心を、くり返し呼吸をはじめとする基本対象に連れ戻すことによって、自我は現実を見つめる安定した基盤を獲得してゆきます。

この基礎トレーニングができると、どのような喜びが浮かび上がってきても、その喜びを純粋に見つめるもうひとつの目（観察自我）が育ってきます。チャクラが開いたりクンダリーニが上昇するような体験をしても、それを身体的な熱やエネルギーの動きとして観察したり心理的な色や形のイメージ体験として見つめる観察自我が機能しますので、急激な自我溶解がもたらす期待と不安による混乱を避けることができます。

喜びの体験には、微細な欲望が付随しがちです。「自分は神秘体験をしたのだから悟ったにちがいない」とか、「このようなすばらしい体験をした自分は他人より優れている」とか、スピリチュアルな欲望がうごめきます。それらの欲望の背景には、傷ついたプライドやさまざまな劣等感が隠れています。喜びにはそうした傷の痛みを和ませて癒してくれる力があります。喜びのエネルギーが純粋に和みや癒しに使われると、刺激性や攻撃性も静まってきます。

しかし、喜びの刺激性や興奮性が自覚されないままだと、自分と他人を比較する物語のエネルギー源として使われ続けることになります。喜びが比較の思考によって劣等感を補償する優越感と入り混じります。そうして微細なレベルでの支配や搾取を増幅し続ける悪循環を作ります。これは、共依存的な苦しみの輪廻を開くことになります。喜びが比較の物語によって、苦しみに転化してしまう悪循環を出ることができると、他者の喜びや痛みに対してもより自然な共感が持てるようになります。

喜びのエネルギーが純粋な和みや癒しのために使われ、刺激性や興奮性が静まると、深くリラックスした安楽の状態が訪れます。心の浮つきや後悔が静まります。心は極めて静かな状態を体験します。しかし、その静かで安らかな状態はいつまでも続くわけではありません。それも無常で無我なるものです。自我はそれをいつまでも保ちたいと願いますが、いのちの現実は必ずしもそれを許しません。雑音の多い日常生活や、予測不可能な事件の連続が待ち構えています。

自我はここでも学びを深めてしなやかさを養う試練に出会います。スピリチュアルで理想的な状態にも、自分の欲するようにコントロールすることはできない無我の真実があてはまります。何度瞑想しても「あのときのあの静けさをどうしても得られない」ということがストレスになることさえあります。こうしたことをくり返しながら、瞑想と日常の往復をくり返しているうちに自我は委ねることを学びます。

自分のできることは、精一杯瞑想をして純粋な注意力を対象に向け続けること、そのような丁寧さで日常を生きることです。その結果としてどのような状態が訪れるかは、私たちの預かり知ることのできない運命に任せるよりありません。それは、いのちの全体性と個の有限性に対する自覚の始まりです。

スピリチュアルな安らかさや静けさを契機として、このような学びを深めてゆくと、禅定の究極的な段階である忘我恍惚の状態を体験します。心がいのちと深く一体化していま す。意識を対象に向けることも、観察することも、喜びも、安楽も必要ありません。自我意識の働きが一時的に停止して、無の体験をします。心は何かにしっかりと触れているのだけれども意識は何もないように感じます。

自分と他者、主体と客体を分離する意識活動が休止しますので、分離感や疎外感などが静まります。一体化（Ekaggata）がもたらしてくれる贈り物は親密感です。それはセクシャルなものではなく、自分と世界のすべてのものとのつながりの感覚です。この親密さやつながりの感覚によって、貪欲が一時的に静まります。どうしても、今すぐにそれがなくてはいられないように感じる貪欲の背後には、その対象との喪失感に似た激しい分離感があります。禅定の一体化は、この分離感を一時的に沈めてくれるので貪欲が治まるのです。

禅定は、このようなプロセスの流れの中で意識を対象に向けること、観察すること、喜びを体験すること、安らぎを体験することを学びながら、集中力を養い、深いレベルでの対象世界との一体化に至ります。その中で、怒りや貪欲は一時的には収まってゆきますが、それは根底的な解決ではありません。貪欲や怒りによる実存的な苦しみから解放されるためには、ブッダが禅定に基づいて開発したヴィパッサナーと呼ばれるありのままに見つめる洞察の智慧が必要になります。

瞑想について、より詳しく知りたい方はアリンナ・ワイスマン＋ジーン・スミス著『やさしいヴィパッサナー瞑想入門』（春秋社）や拙著『呼吸による気づきの教え』（佼成出版社）などをご参照ください。

宗教はアヘンか？

マルクスが「宗教はアヘンである」と批判した理由は、禅定がもたらす一体化という体験が神秘的なものであるために、人々がそれを究極的な悟りや安らぎだとして日常の苦悩を忘れるための逃げ道として使われてしまうことが多いからです。フロイトは、そのような宗教的体験を大洋的感覚（Oceanic feeling）と呼び、胎児が子宮の中にいた状態に退行するような体験であると批判的に見ています。仏教では、この種の神秘的合一体験に伴う危険をヴィパッサナー瞑想の汚染（Vipassanā-upakilesa）、あるいは魔境として警告しています。

これらの批判的見解に共通する点は、日常生活を生きる自我意識が充分に成熟しきっていない段階で神秘的合一体験をしてしまうと、自我は日常で解決すべき課題から逃避するためにその至高体験を利用するようになってしまうところです。それはあたかも現実の苦しみを忘れるという仕方で解決するために酒や麻薬に走る依存と同じパターンなのです。現実の日常生活ではどうにも解決できない問題もあります。そのような現実の苦しみや痛みに心を開いて向かい合うために、その至高体験の力を使えるような回路が開ける必要があります。それが自我のしなやかな強さを養う道であり、エクスタシーを含めた神秘的合一体験を日常生活に統合して魂の力を養う道でもあります。

トランスパーソナル心理学の理論を構築したケン・ウィルバーは、前個と超個との取り違えとして警告しています。つまり、日常の現実生活の中でしっかりとやっていけるパーソナルな個が確立したあとで、個人的なレベルを超越して、社会的分別を超えた思いやりや勇敢な行動を示す人は、パーソナルな個が未熟な人が、自我の境界があいまいであるがゆえにとってしまう言動にどこか似ているところがあります。

わかっていてやらないこととやりたくてもできないこと、承知してやっていることとやりたくないと思ってもつい周囲につられてやってしまうことは見かけ上似ているところがあります。

赤ちゃんは、ある時期とても寛大さを示します。お菓子を持たせると、全部相手に与えてしまいます。ところが自我の成長とともにその寛大さは消えてゆきます。他人にあげるお菓子の割合がどんどん減ってゆくのです。それはその時点での健全な自我が発達していることを示す現象です。自我の成熟した大人が、ある思いを抱いて自分のものをすべて相手に与えてしまうのは、赤ちゃんがそうするのとは違った魂の成長を経てのことなのです。

赤ちゃんには、ある種の敏感なアンテナがあります。それは大人が言葉で切り取って作り上げる日常世界では抑圧している、さまざまな感情的な情報を察知します。その中にはその家庭や家系でタブーになっている二、三世代前の出来事に関する隠蔽されたエネルギーまで含まれます。赤ちゃんの魂は、そういうことを含めてすべてを愛そうとします。赤ちゃんは親への絶対的依存状態で生きていますので、そうしないと生きてゆけないからです。

自我が発達して言葉を覚え、自立してゆくにつれてそのアンテナの感度も鈍ってゆきます。大人になってもそこまで感じ取っていると、大変生きにくい人生になってしまうからです。ところが、大人になってから禅定などのスピリチュアルな修行をすることによって、赤ちゃんの頃のようなアンテナの敏感さや純真無垢な心を養ってゆくことも可能なのです。そこには健全な自我が機能しています。それが宗教的な悟りへの道であり、個を超越したトランスパーソナルなあり方なのです。

個が未成熟なうちに神秘的合一体験のようなことが起こると、それは至高体験への依存を起こします。虐待や搾取の苦しみを至高体験の持つ恍惚感によって隠蔽してしまおうとする不健全な回路ができてしまいます。マルクスやフロイトはその危険性と弊害を指摘したのです。宗教的体験は、魂の成熟のためにも使えますし、アヘンのようにも使うことができるということです。

現代の緩和医療では、そのアヘンが疼痛緩和のために有効利用される道が開発されました。シシリー・ソンダースが、現代的ホスピス運動の出発点として創設したセントクリストファーズ・ホスピスでは、オピオイドによる有効な疼痛緩和、全人的ケアとチーム・アプローチ、研究と教育の統合が三つの指針となりました。

末期がんの激しい痛みがオピオイドによって緩和され、明晰な意識を保って終末期を過ごせるようになると、身体的な痛みによって隠されていた精神的な深い悩み、すなわち魂の問題が浮かび上がってくることがあります。スピリチュアルな痛みは、人生の意味や前世や来世への不安、罪悪感と許しの問題として表出されることが多いのですが、不定愁訴のような身体症状、憎しみや妬みや抑うつのような心理的問題、虐めや盗みなどの社会的問題として表現されることもあります。スピリチュアルケアは元来そのようなスピリチュアル・ペインに対応するためのアプローチとして出発しています。

ですから、病棟や施設で起こってくるさまざまな身体的、心理的、社会的トラブルに対してしっかりとしたスピリチュアルケアを提供する必要があります。身体的ケア、心理的ケア、社会的ケアの中にスピリチュアルなケアの本質が存在していることが重要になってくるのです。

その準備がなければ、終末期において直面しなければならないさまざまな問題を封印するために、余計に麻薬を使ってしまうことになってしまいます。

日本の緩和ケア病棟の中にはそういったアヘン窟のようになりかかっているところがあるという声も聞こえてきています。今こそ、スピリチュアルケアは宗教のアヘンではない部分を取り出して、生老病死に伴う多様な苦しみや痛みに寄り添いながら、ケアを受ける人もケアする人も、共にいのちの光に触れることができるような実践として、再構築してゆく必要があるのです。

欲望の発達論的階層性

仏教では欲望を二つに分類します。感覚的快楽や個人的な満足を求める愛欲望（Kāma-chanda）と、真理や平和や悟りなど個人を超えたものを求める法欲望（Dhamma-chanda）です。密教では、小欲と大欲とに分けます。小欲とは、個人的な満足にフォーカスした欲望です。他人の感情への理解や配慮は必ずしも伴いません。大欲とは、それが自分自身を満たすところはあったとしても、他者の気持ちへの理解を通して思いやりをもち自分も他人も共に幸せになることを望むものです。

愛欲望と法欲望、小欲と大欲とはまったく別なものかというと、そこには発達論的なつながりがあります。愛欲望や小欲をよく見つめながら、よい意味で充分に満たしてゆくうちに、その中に含まれていた法欲望や大欲の種が芽生えてきます。欲望には、対人関係の中で適切に満たされる流れの中で、個人的なレベルでの満足から共同的レベルでの満足に質的転換が起こるようなプログラムが内蔵されているのです。

赤ちゃんは母親的養育者に絶対的に依存していますので、大人から見ると彼らの欲望表現は激しくてとても自分勝手なものに思えます。しかし、その欲求に答えてあげることは、この世界は自分の欲するものをかなえてくれるよいものだ、という信頼と安心感を赤ちゃんの中に与えてくれます。自我が未発達な赤ちゃんの精神的内界では、そのような信頼と安心感は「世界は思い通りになる。世界を思い通りに創造することができる」という万能感として生まれてきます。

この万能感は一種の錯覚ではありますが、それは母子関係が相互に満たし合い喜び合いながら持続していることの結果です。養育環境に大きな欠陥があってこのような安心や信頼が得られない場合、激しい不安に耐えられない赤ちゃんの魂は、こころの構造を崩壊させることで防衛しようとします。このような原始的防衛機構が働くと、自我の統一性が形成されずに統合失調のような精神病理を生むと考えられています。

人間の精神衛生はこの万能感という錯覚の上にあるものなのです。そして、万能感の上に健全な自我が発芽してゆくにつれて、思い通りにならない現実を受容してゆく脱錯覚のプロセスを進むことができるようになります。スピリチュアルな覚醒のプロセスあるいは宗教的成熟のプロセスは、この自我の脱錯覚のプロセスでもあります。

心理学者のマズローは人間の欲求を発達論的に五段階にまとめました。①身体を持った人間が生命活動を維持するために必要な生理的欲求、②心身の健康を保つために必要な安全や安心への欲求、③家族の中に居場所があり、愛されている実感が得られる所属や親密さへの欲求、④自分の存在や成し遂げたことが、社会的に認められる承認への欲求、⑤本当の自己に触れて自分が本当になりたいものとなることへの自己実現への欲求です。これら五つの基本的欲求にくわえて第六番目の欲求として、自己存在を超越して創造性を発揮し宗教的なレベルに達することへの自己超越への欲求を入れることもあります。

エリクソンは、フロイトの発達理論に社会心理的な要素を加えて八段階によるライフサイクル論を展開し、それぞれのステージで獲得されるべき社会心理的要素として以下のものをあげています。①信頼、②自律性、③積極性、④勤勉性、⑤自己同一性、⑥親密性、⑦生殖性、⑧総合性です。

マズローの欲求の階層論にしてもエリクソンのライフサイクル論にしても、それぞれの段階で満たされるべきことが程よく満たされて、はじめて次のステージに発達的に展開してゆくことができるという視点が共通しています。人生はそれぞれの時期に学ぶべきこと、体験すべきことがあり、それをひとつずつ満たしながら成長してゆくということです。

インドの古典思想には、人生を①学生期、②家庭期、③林住期、④遊行期の四住期に分けて考える見方がありました。人が成長の過程で技術や学問を身につけ、伴侶を見つけて家庭を営み子孫を養い、家庭のことを子どもに譲りながら宗教的な世界について学び、最後は家を離れて遊行し、自由に生活の糧を受け取りながらスピリチュアルな教えを与える

マズローの欲求の発達論

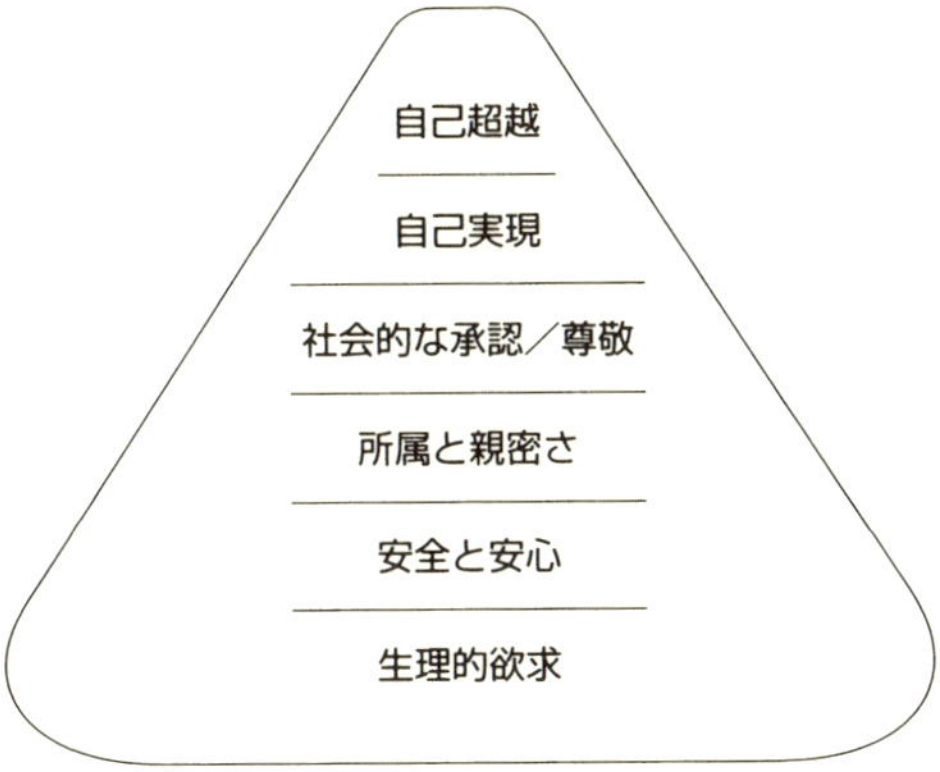
自己超越
自己実現
社会的な承認／尊敬
所属と親密さ
安全と安心
生理的欲求

E. H. エリクソン（1902〜94）の発達理論

1. 乳児期	誕生から１歳半くらい	基本的信頼か不信	母子関係により世界はよいものだという基本的信頼が得られるか？
2. 早期幼児期	１歳半から３歳くらい	自律か恥・疑惑	トイレ訓練を通して保持と手放しを学び、自律的な意志を身につけられるか？
3. 後期幼児期	３歳から６歳くらい	積極的か罪悪感	エディプス・コンプレックスによる罪悪感を乗り越えて積極性を身につけられるか？
4. 学童期	小学生	生産性か劣等感	劣等感や不全感に打ちひしがれず勤勉さ達成能力を身につけられるか？
5. 思春期から青年期	中学から高校生	同一性か同一性拡散	身体的成長と性的成熟を通してアイデンティティーを確立できるか？
6. 初期成人期	20歳代前後	親密性か孤立	自我の一時的融合に裏付けられた友情、愛、性的親密さが得られるか？
7. 成人期・中年期	3、40歳代	生殖か停滞	次の世代を育み世話することに喜びが感じられるか？
8. 成熟期・老年期	50歳代から	統合性か絶望	自己嫌悪に陥らず人生を自分の責任として受容できるか？

流れの中で人生を終えるというものです。

仏教のいう愛欲望から法欲望へ、密教でいう小欲から大欲への移行は、こうした人生の発達論的な流れの中で、いのちの循環を人の欲求という視点から自然に純化し、光り輝くものへと高めてゆこうという実践的思想なのです。

第六章　目覚めよ仏教——自然の中で身体に生きる喜びと痛みの科学へ

第五章までは、さまざまな事例を通して、スピリチュアルケアと仏教の考え方の結びつきについてお話してきました。この章では、それらをふまえて、現代社会の具体的な問題にどのように向かっていけばよいのか、若干の展望とともに未来仏教の可能性についてお話させていただきたいと思います。

葬式や法事の意味

「葬式仏教」という言葉は、仏教が本来の意味と実践を失って儀式的なものになってしまったことを嘆いた言葉です。しかしそうは言っても、いざ家に誰か死者が出ると、仏教徒の家であれば仏式の葬式をすることになります。死という現実がもたらす悲しみや不安に向かい合うためには何らかの宗教的な儀式が必要なのです。

その人が生きていたときに関わった多くの人々が集うことによって癒されるものがあります。関わり合いの中で生きる人間にとっては、死にゆく本人にとっても残されるものたちにとっても、死は誰か一人だけのものでは済まされないのです。そういう意味で葬式や法事には深い意味と隠された智慧があります。苦しみを免れない人生において、いのちの光をよりよく輝かせるための教えとして、仏教は葬式や法事などの人生の重要な儀礼に実践的な意味を開くことを求められているのです。

一九六〇年に人類学者のラルフ・ソレッキがイラク北部のシャニダール洞窟で発掘した約六万年前のネアンデルタール人の化石の周辺の土から数種類の花粉が見つかり、ネアンデルタール人には死者に花を手向けて悼む心と習慣があったという説が出されました。洞窟や岩陰に掘った穴に遺体を置き、摘み集めた花を添えて大地に埋葬する古代人の姿を想像すると、そこにはすでにいのちの有限性を知り、死別の悲しみを知り、それゆえに思いやりを育まざるを得ない、人類の智慧と愛の芽生えがあったであろうことが推測されます。

夜が明け朝日が昇り、大地を照らして巡る太陽が沈むと夜空には星が瞬きます。雨となって降り注ぎ大地を潤した水は、水蒸気として舞い上がり、霧となり雲となり循環しながら命を育みます。そんな大自然の限りないくり返しに抱かれて、生と死をくり返す自らの有限性に気づくことは、あらゆる宗教に共通するスピリチュアルな体験です。この生命現象への畏敬の念に支えられて、群れとして大自然の中で生きてきた人類は、埋葬や葬儀の儀礼を編み出してきたのです。

今はなき仲間の亡骸を囲んで、太古の人々はさまざまな思いを抱いて涙し、言葉や仕草で表現し、分かち合い、受けとめ合い、慰め合ったことでしょう。亡き友に対して抱いていた愛情の念は悲しみとなり、やがては彼方に去った人への思い出として、居場所を見つけてゆきます。亡き友に対する憎しみや嫉みの念は罪悪感や不安となり、許しが求められます。こうして人々は、仲間の死を契機として、群れの中でお互いによりよく生きる方法を考えてきたのではないかと思います。

こうした死を契機とした精神的な営みから、私たちは自分自身を見つめ、生きる意味を考えるようになったのだと思われます。第一章で述べた人生の大切な五つのテーマはその内容を整理したものです。そしてそれは人生の最初と最後をつなぐものでもありました。

仏式による葬儀や法事の内容も、このように人類が死を悼みながら学んできた歴史の流れを鑑みたうえで、新たに理解しなおす必要があるのではないかと思われます。臨終の直後に枕経《まくらぎょう》を読んでもらい、戒名をつけてもらい、通夜をして、納棺、告別式、荼毘《だび》、法要そして納骨と進む仏式の葬儀と法要は、実は死者が出家して悟りを求めて修行の旅に出る形式になっています。

引導《いんどう》を渡すとは、もともとは生きている人をブッダの教えに導き引き入れることを指すものでした。それが告別式や埋葬における死者への儀礼となったのは、死者が仏道修行に励んで悟りを開いてくれることで、残された人々への怨念が消えると考えたからなのかもしれません。あるいは、誰もが生前は日々の生活に忙しくて、出家修行に入ることを願っていてもかなえられないものであったので、せめても死後は思う存分に仏道修行に励んでほしいという思いがあったのかもしれません。いずれにせよ、死者が死後出家して新しい戒名のもとに仏道修行に励み悟りを開いてくれることは、亡くなった本人にとっても残された遺族にとってもお互いに都合のよい流れなのです。

役《えん》の行者《ぎょうじゃ》によって開かれた、修験道の聖地である大峰の奥駆道は、生まれ変わりの道のりにたとえられています。大自然の中を命がけで汗水流して歩く巡礼の旅をはじめとする、多くの宗教的儀礼が死と再生をテーマとしています。悟りを開くこと、あるいは神に出会うことは、さまざまな思い込みや執着にとらわれた古い自分が死んで、穢れのない思いやりに満ちた新しい自分に生まれ変わることなのです。

初七日から四十九日までの七日ごとの法要は、ブッダが悟りを開いたあとに七日間ずつ七つの場所で悟りの安らぎを味わいながらその内容を吟味したという伝記に由来したものと思われます。縁起や因縁の教えは、その間にブッダが、悟りの内容を振り返りながら分析して体系化した教えです。

枕経とは、本来は死にゆくものの枕辺で、安らかに臨終の時が迎えられるように配慮して唱えられたものだと思われます。テーラワーダ仏教諸国では、本人が好きな花などを飾り、尊敬し信頼する僧侶を招いてブッダの教えを唱えてもらうことがあります。日本でも、古の臨終行儀には、家族や隣人たちがみんなで念仏を唱え、あるいは息合わせをする風習もあったようです。チベットの「死者の書」は、死にゆくものへの導きとしてその耳元で読み聞かさせるためのものでした。現在の枕経は、臨終後に僧侶を呼んでお経を唱えてもらうことが通常になっています。その際に戒名についての打ち合わせなどもするようです。

通夜は、ブッダの死後弟子たちがマハーカッサパ長老の到着まで七日間ブッダの死を悼みながら葬儀を待ったことに由来するものだと思われます。それは、身近なものたちが亡骸の近くで、故人についてのお互いの思い出を語り合いながら、夜通しその人の人生をふりかえり、大切な人を失った現実への心の整理をするきっかけ作りなのです。それはグリーフ・ワークや喪の仕事の始まりですが、遺族はまだショック状態にあります。喪服を着ないのはそのためだと思います。

大切な人を失った悲しみを表出する心の仕事を悲嘆の仕事（グリーフ・ワーク）と言います。喪失や離別の感情には、言葉や仕草で表出したときに、受けとめてくれる他者がいてはじめて自分のものだと自覚して受容することができるということがあります。葬式や法事の儀礼には、そのような共同体的な癒しの環境とプロセスを提供する意味合いがあるのです。

誰かを失ったとき、湧き上がってくる感情は悲しみばかりではありません。亡くなった人に関する怒りや憎しみの感情、許しを求める後悔や、罪悪感や、不安など複雑に感情が絡まりあっています。それらの感情が抑圧されることなく表出できるスペースが与えられ、受容的に聞いてもらえるサポートが得られると、否定的な感情が受容された後には必ず嬉しかったことや楽しかったことを思い出すスペースが開けます。

喪失した対象に関する感情や想念を自覚し受容することができると、自分の人生の中でその人がどんな意味を持っていたのかが理解できます。こうして喪失した対象の意味が理解され、思い出として心の中に居場所ができると、次第に心は新しい対象との関係を結ぶ力を回復してきます。大切な人を失った後で、その対象が持っていた意味が理解され思い出として整理され新たな関係に心が開くまでの心の作業を喪の仕事と呼びます。喪の仕事は、ゆっくりと何年も時間をかけて進みます。法要に三回忌、七回忌、十三回忌、三十三回忌などがあるのはそのためです。

ファミリー・コンステレーションの視点から

日本の大乗仏教で出家の儀式をするとき、断髪しながら「三界《さんがい》を流転しているときには恩愛を断ち切ることはできない。親への恩を捨てて無為の状態に入る人は真に恩に報いる者である」という言葉を唱えます。出家することは形式的には産み育ててくれた親への恩を捨てることになりますが、輪廻から解脱して業を作ることのない無為の悟りの世界に入ることこそが真の意味での親への恩返しになるのだという意味です。

また、その家から誰かひとりが出家して悟りを開くならば、その家系七代にさかのぼって先祖が救われるという信仰もあります。出家という言葉のパーリ語の原語はpabbajitaで、「枠を出る、一歩を踏み出す」という語源的な意味があります。自分を産み育ててくれた両親の家を出ることは、自分の感じ方や考え方の枠組みを出る試みなのです。そして、ひとつの感じ方や考え方の枠組みというものは七世代ほどの時間を通して形成され影響力を持つものらしいのです。

ネイティブ・インディアンの教えに、「今行なわれているルールを変えようとするときには、それが七世代後にどのような影響を与えるかを考慮して変えなければならない」という教えがあります。部族のルールは、群れとしてどのように行動するかという感じ方であり考え方です。個人であっても群れであっても、私たちは環境との相互作用の中で七世代ほどの時間的な流れの中で大きな変化とその影響を体験してゆくのでしょう。

七世代という数は、自分を中心として父母、祖父母、曽祖父母で過去に向かって四世代、子ども、孫、曾孫で未来に向かって四世代を数えると合計七世代を見渡すことになります。つまり、曽祖父母たちからの語り伝えに耳を傾け、曾孫たちがどのように生きてゆくのかを見届ける実践の中で私たちは命を七世代にわたって見渡す視座を獲得することができるのです。これは長寿に恵まれ子孫に恵まれた人生の中で見えてくる風景のようでもありますが、直接的に自分の家族ではなくても、身近な人々とのつながりの仲で営まれる人生の情景をつぶさに観察することによって洞察される真実の姿でもあります。

ユングは、自由連想によって思い出される内容を分析する中で母と娘が連想する内容には大きな類似性があることを発見し、家族布置（ファミリー・コンステレーション）という視座を提示しました。私たちは両親をはじめとする家族の感じ方や考え方を自然に取り入れて、それを自分の感じ方や考え方のパターンとして配置して性格を作り上げてゆくのです。コンステレーションという言葉は、ものごとの配置や布置という意味と同時に星座という意味を持ちます。生まれ育った家族の中にある無意識的な感じ方や考え方、抑圧されたエネルギーや隠蔽された情報などが私たちの精神内界の夜空の星座として輝いているという見方です。ユングは、「両親の自ら意識していない特有の情動的な態度が最も強く子どもの性格形成に働きかける」と述べています。

バート・ヘリンガーは、家族布置を魂の視点から場のシステム的理論としてとらえなおしました。魂は家族という場に隠された葛藤や傷を察知して、自分を犠牲にしてまでそれを解決し癒そうとする愛の力を持っています。家族という場の中に秘められた両親の愛人問題、流産や中絶した子どもへの想念、殺人や罪を犯して排除された親族、精神病に罹って見放された人の苦しみなど、魂は排除され隠蔽された痛みや悲しみや苦しみのエネルギーを察知します。そして、自分が病気になるとか、ある行動を取ることによって秘められた苦しみや痛みの代償をしようとする傾向があります。自我のレベルでは、それは不条理な問題行動です。魂のレベルでは、それは家族という場の痛みを癒そうとする愛の働きなのです。

ヘリンガーのシステム論的ファミリー・コンステレーションでは、家族療法における人間彫刻の手法が用いられます。人物の配置が形成されると、それぞれの人物が深い身体感覚に導かれて自然にゆっくりと動いてゆきます。その動きの流れを通して魂の連動を読み取ります。私はこの手法をクライアントとのセッションや個人的な探求に使えるように、紙で作ったコマに名前を書いて机の上に配置し、そのコマを動かしながら布置を読み取ってゆく手法を開発して使っています。

根源的欠損を埋める無意識的な営み

次に、私自身のコンステレーションを例としてあげましょう。これは、私が今なぜスピリチュアルケアに取り組んでいるのかという問いについてコンステレーションを取ってみたものです。

私にはおじいちゃんがいました。小さなころよく遊んでもらったそうです。お菓子屋さんでもち饅頭を買ってもらうのが小さな私の喜びだったようです。ある雨の日、納屋でおじいちゃんが縄をなうための藁を打っているのを少し離れて見つめていた記憶があります(図その1)。

そのおじいちゃんは、私が四歳になったころに亡くなりました。死ぬ四日前まで畑に出て、最後の三日間だけ寝込んで息を引き取ったそうです。風邪がこじれて喉と鼻が詰り呼

私のコンステレーション　図その１

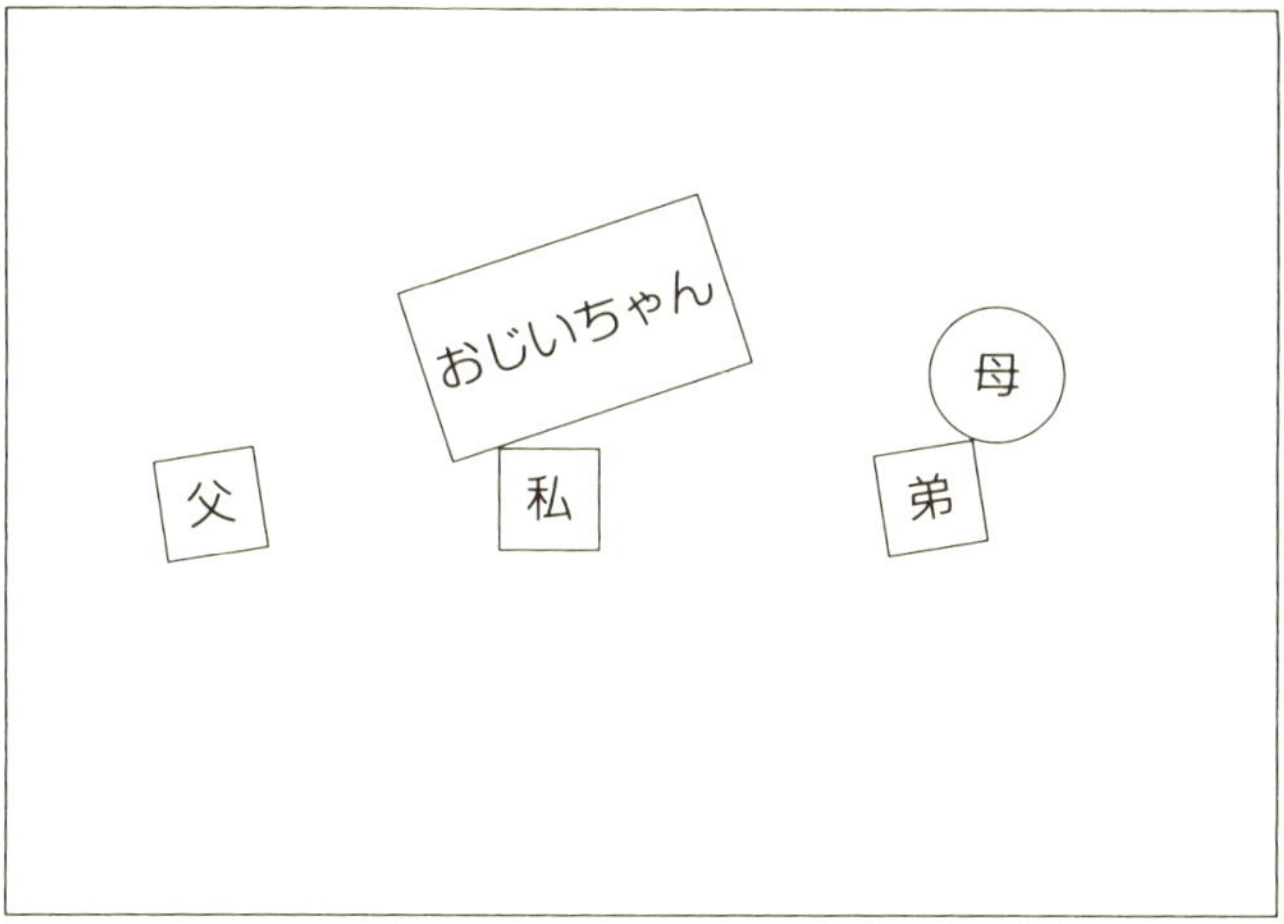

吸が困難になっている様子で、かかりつけの医者が「これでは洗面器に顔を突っ込んでいるようなもんだなぁ」とつぶやいて注射を打っていたのをおぼろげながら覚えています。そのせいか私は小学校の高学年になるころまで注射が大嫌いでした。

危篤の知らせで親族が集まり、座敷で寝ていたおじいちゃんの周りで見守っていました。臨終の瞬間、みなが駆け寄り、おじいちゃんにすがり付いて泣くのを、私は一部屋はなれた居間から見つめていました。あんなに可愛がってもらっていたおじいちゃんなのに、死に顔を見た記憶はありません。おじいちゃんの亡骸を囲んで身を寄せて泣いている親族や近所の人たちの様子を、ひとりぽつんと離れて見ている情景だけが印象に残っています。

今その情景を思い出すと、もしも自分が父親だったとしたら、四歳の子どもを呼び寄せて、「ほら、おじいちゃんは死んであの世にいったんだよ。おじいちゃんに、『ありがとう』と『さよなら』を言おうね」と手を取って促したと思います。当時のことですから、子どもを死に直面させるのはよくないことだという大人たちの先入観があったのかもしれません。

その次の記憶は、おじいちゃんの亡骸を入れた棺桶を埋めるために近所の人たちが墓穴を掘っている情景でした。雨の中、掘り出した土の中から骨がでてきたという声がしたのを覚えています。成長してから近所の同級生から聞いたのですが、私は葬式に来ていた彼の髪の毛を引っ張っていじめて泣かせてしまったそうです。なぜか私の中には、葬式の記憶がまったく抜け落ちています（図その2）。

私は中二のときに初めての家出をして、山梨から京都まで二泊三日の小旅行をしました。その次には高校三年生の夏休みにバイクで家を飛び出して、日本海から北陸を回り永平寺で一〇日ほど座禅をして九月の半ばに家に帰りました。

そのころ、それまでおじいちゃんだと思っていた人物は、実は曾爺さんであったことを知りました。本当の祖父は、父が二〇歳のころに「身延山に入る」と置手紙をして家を出

私のコンステレーション　図その２

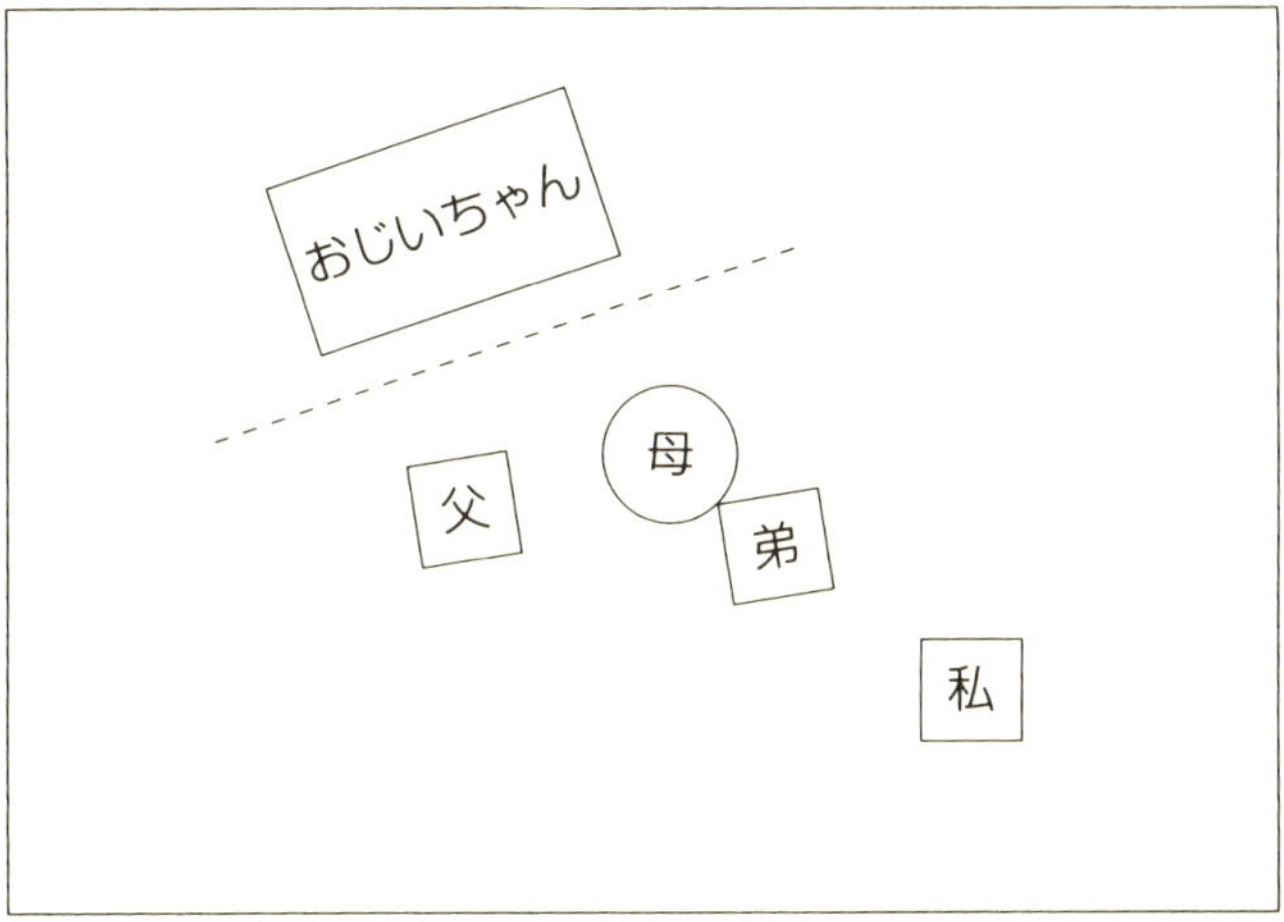

て行方不明になったそうです。ずいぶんとみんなで探したらしいのですが見つからず、死んだということで届けを出して、戒名も頂いてありました。

私は、祖父がどんな人だったのかを知りたくて、父に尋ねました。父は、曾爺さんと祖父は親子でありながら折り合いが悪く、晩酌をするときにも決してお互いに酒を注ぎ合うことはなかったということです。呑み助だった父らしいコメントでした。それから私は近所の人たちに祖父についてたずねて歩きました。彼らの話を総合すると、祖父は馬鹿のつくほど正直者で、だいぶ神経質な人だったようです。家のことは祖母に頼り、ずいぶん熱心に信仰をしていた人でした。ところが、頼りにしていた妻に先立たれ、子供たちを抱えてどうしてよいかわからず、理想と現実の狭間で苦しんでとうとう家を捨てて出て行ってしまったらしいのです。

考えてみますと、私の父は、自分の父親にも子どもにも家出をされているわけです。そのせいか父は、私の目から見ると、家に縛り付けられて出られないのではないかと思うくらい、家を大切に守っています。

私が大学を中退して禅寺で修行しているころ、父は祖父が書いたという日蓮宗のひげ曼荼羅や武田信玄の出陣図の掛け軸を取り出して見せてくれました。その箱の中に、私は祖父のメモ帳を見つけました。そこには熱心な青年在家信者であった祖父の「仏教は寺院のみで行なっていればよいものではなく、毎日の生活の中で実践してこそ意味のあるものだ」という熱き抱負が書かれていました。

こうしてみると、私は自分にとって完全に不在だった祖父の遺志を継いで、仏教を現代社会に蘇らせるための企てとして、スピリチュアルケアに取り組んでいるのではないかという気がしてきます。赤ちゃんだった私の魂は、生まれ育った家の祖父の出奔にまつわる秘められた悲しみのエネルギーを察知していたのかもしれません。そして、曾爺ちゃんの臨終に立ち会えず死に顔に触れた記憶さえない空白を埋めるために、私は人の死を看取るためのサポートであるスピリチュアルケアに導かれたのかもしれません。

私のコンステレーション　図その３

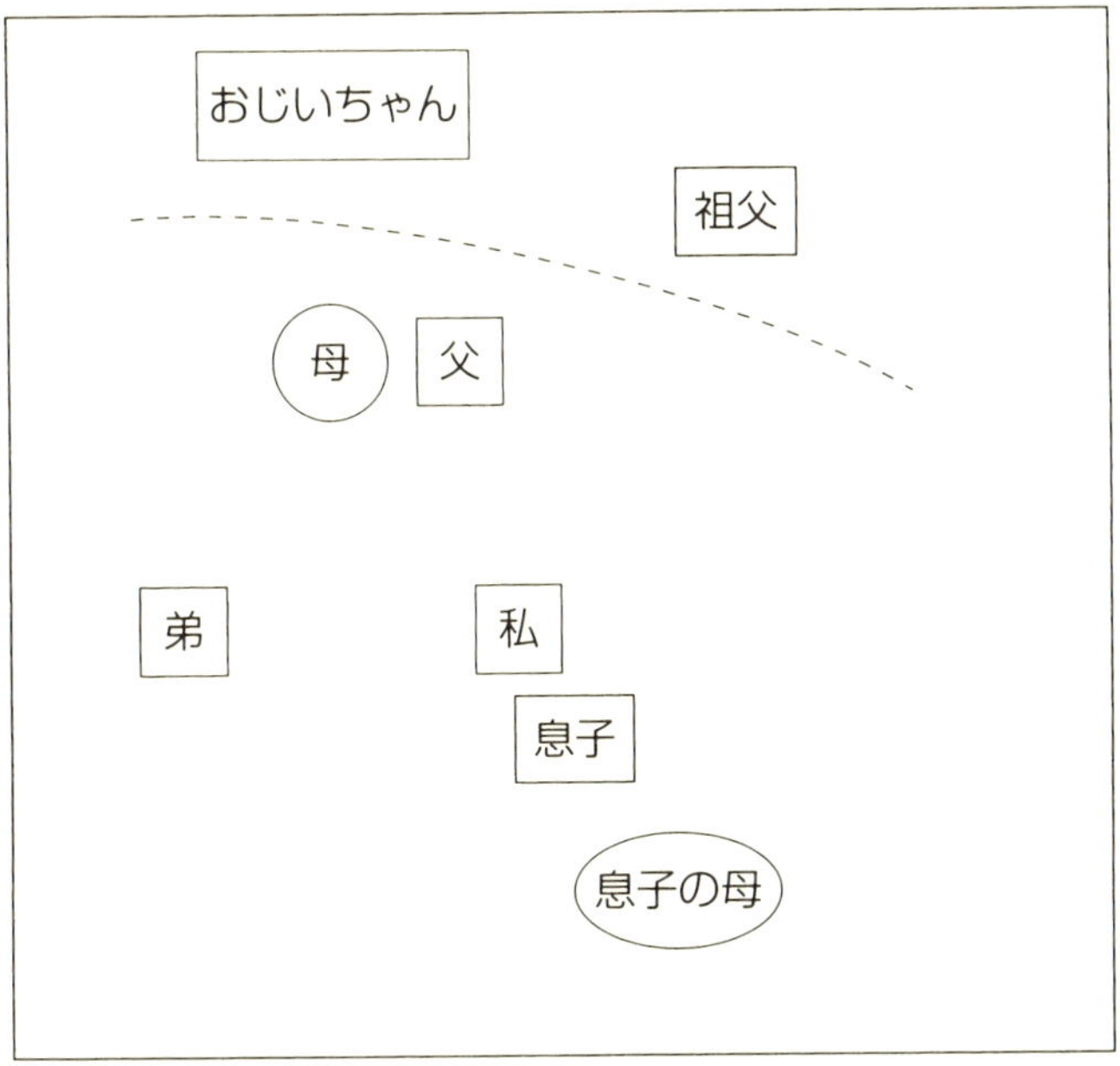

また、子育てに関しては、私が息子の面倒をみている様子を見た母親が「お前は本当に根気よく子どもの面倒をみるね。私たちは生活に忙しくてお前のことはほったらかしだったよ」と言ったことがあります。私は「自分がしてほしかったことを子どもにしてあげているんだよ」と答えたのですが、もしかしたらそれは、曾爺ちゃんが根気よく私と遊んでくれていたおかげなのかもしれません。曾爺ちゃんにあらためて「ありがとう」を言いたい気持ちになります（図その3）。

悟りと教えと導きの意味

ブッダの悟りに関する見解は、テーラワーダ仏教のパーリ経典にもっとも簡潔にまとめられています。四段階の悟りの条件に関しては第三章の「分析の終了と修行の終わり」で述べました。ここでは、悟りに関して律蔵が述べていることを考慮しながら悟りの現代的な意味について考えます。

律蔵では、熱心に修行していると実際にはまだ悟っていないのに悟ったと勘違いして思い上がってしまうこと（Adhimāna）があることがあると記されています。

瞑想修行の中で光の体験をしたり、歓喜のエネルギー体験をしたり、あるいは超能力が出てきたりすると、どうしても私たちは「こんな素晴らしい体験をしたのだから自分は悟ったに違いない」と思い込んでしまいがちです。それらの体験自体は瞑想による集中力が生み出すよいものですが、そこに潜む微細な欲望が自覚されないと瞑想修行はそこで滞ってしまいます。

また、瞑想が進んでゆく階梯や悟りの条件を事前に情報として知ってしまうと、実際には体験していないのにすでに獲得したような錯覚を起こしてしまいがちです。そして自分は悟ったという視点からあらゆる出来事を解釈してしまいます。心にはそんな癖があるのです。ですから、ブッダは悟ったという思い込みをしてしまう過ちを許しています。人生は必ず、未だ悟りが充分でないことを知らせる難題を提供してくれるものです。その時の自分の反応をよく吟味して、素直に勘違いを認めて、もう一度悟りに向かって瞑想修行に勤しめばよいのです。

ところが、修行者の中には人々からの賞賛や布施を求めて自分はまだ悟っていないことを知っていながら故意に悟ったと嘘をつくものもいます。このようなケースでは、その修行者は僧籍を剥奪され仏教のコミュニティーから放逐されます。仏教の中で悟りがどれほど大切にされているかを如実に示す規則です。

さて、このような悟りは現代社会においてどんな価値や意味を持つものなのでしょうか？　ブッダは布教を開始した当初、悟りを完成した阿羅漢が六一人に達したとき、「世間の人々や神々の利益と福祉と安寧のために遊行して教えを説きなさい。穢れは少なくても教えを聞かなければそのまま日常に埋没してしまう人たちがいる。彼らは教えを聞くことができれば真実に目覚めるであろう」と促しました。

ブッダは、自分の体験に基づいて自分自身の言葉で教えを説くことを勧めています。バラモン出身の修行僧が「ブッダの教えをバラモンの言葉であるサンスクリット語に翻訳してもいいですか？」と願い出たとき、ブッダはそれを許しませんでした。特権階級の権威を象徴する言語に翻訳してしまうと、教えが一部の人に独占されてしまうことを危惧したのだと思います。ブッダは、修行者たちに日常自分が話している一般的な言葉で教えを説くように促しました。

当時のインドの宗教修行者たちの間では、師匠に対して絶対的な忠誠を誓ったときにのみ教えを説くという風習がありました。それを教師の拳（Ācariya-mutti）と呼びます。教えは先生の握られた手の中にあり、服従を誓った生徒にのみその拳が開かれるというわけです。

宗教的教えは本当の自分に向かわせるものですから、必ずしも誰にでも快いものではありません。真実を受け容れるのは、自分の死を受け容れるのと同じくらい辛いものでもあります。ですから、師匠から真実を照らす教えを示されたとき、自分自身に向かい合うことへの抵抗から教師に対する反抗的な態度に出る生徒は少なくありません。それを予防するために、あらかじめ師匠への忠誠を誓わせるのです。

しかし、ブッダには教師の拳はありませんでした。真実への教えと悟りへの導き（Dhamma-vinaya）は誰にでもわかる形で一般的に公開されていたのです。それを受け容れるかどうか、それをどう実践してゆくかは各人に任せられていました。現代ではやや複雑になっている出家の儀式も、最初は仏法僧《ぶっぽうそう》の三宝《さんぽう》に帰依するだけのことでした。目覚めを体現したブッダ、真理への教えであるダンマ、修行する聖者の共同体としてのサンガを自らの拠り所とすることを表明することで出家が許されたのです。そして、教えは出家者在家者の区別なく、求めるものには誰にでも平等に説かれました。平等というのは、その人の性質や状態に合わせて言葉や説き方が順次選択されたということです。それを対機説《たいきせつ》法《ぽう》、次第説法と呼びます。

このようにブッダは教えを日常的な言葉で相手に合わせて説いたのですが、教えを聞いた全員がそれを受け容れたわけではありませんでした。経典の中には、ブッダの教えを聞いても、それを思想的な議論として受けとめてしまって、そのまま帰ってゆく者たちがいたことも記されています。さらには、ブッダに反旗を翻して教団を分裂させ乗っ取りをたくらんだデーヴァダッタのような弟子もいました。

悟りは、そのような危機的な出来事や葛藤状況に遭遇したときに真価を発揮します。ブッダは、さまざまな困難や葛藤に出会うたびに、状況を詳しく把握し、真実を明らかにし、進むべき道を示しました。出家修行者の生活規範に関する教えを集めた律蔵は、ある意味でそのような事例集になっています。布教を開始した当初は優秀で熱心な修行者たちばかりが集まっていましたので、改めて戒律を説く必要はありませんでした。解脱への教えが、一般的な呪術や占いや医術などと混乱してしまわないように、ガイドラインを示しておけばよかったのです。それらの教えは考え方や生活習慣に関する教えの章として長部経典にまとめられています。

戒律が必要とされだしたのは、ブッダの四五年間の布教の前半から中盤に差し掛かるころのことだと思われます。教団が大きくなり多くの布施が寄せられるようになって、衣食住を求めて出家する者たちが出てきたからです。たとえば、ブッダの侍医であったジーヴァカは性病の治療にも優れていたため、性病を治すために出家したものが出てきて、ジーヴァカからの報告を受けて、性病治療のために出家することを禁ずる戒律が定められました。

戒律を定めるとき、ブッダは必ず問題を起こした当事者を呼んで事情を詳しく聴取しました。そして社会的な慣習や法律を参考にして、真理への教えの純粋性を保てるように戒律を定めました。戒律（Sila-vinaya）とは、生活習慣の導きと言う意味です。それは単なる「べからず集」ではありません。毎日の生活の中でいのちの光をよりよく輝かせるための指針であり誘いです。

さまざまな困難な葛藤や問題に直面したとき、そのつどありのままに現実を確かめ進むべき道を見出してゆける開かれた心のあり方に悟りの真価が表れてくるのです。それは智慧と慈悲とがひとつになったいのちの姿です。そして仏教徒であるかないかに関わらず悟りは真実を洞察する心に必ず与えられる光なのです。

円相に伝えられてきたもの

戒・定・慧という三つの学びのステップに従って涅槃と呼ばれる本当の幸福を実現させるための実践の道を説いたパーリ仏教瞑想の総合的な解説書『清浄道論』には、四〇種類の瞑想対象（Kammaṭṭhāna）がタイプによって分類されています。その最初の一〇種類がKasinaと呼ばれる円相に関するものです。円相とは、単純に言えば、ただの円をイメージすること心に描くことです。『清浄道論』に出てくる円相には、青・赤・白・黄の色に関するもの、地・水・火・風の自然の要素に関するもの、光と空間の一〇種類があります。

自然の中を歩いていると、空や海の青さ、朝日や夕日の赤、咲き誇る群生した花の白や黄色などの色に心を奪われる瞬間があります。その一瞬私たちは我を忘れ、その色彩体験の中に吸い込まれます。自分と外界との区別を忘れてただその色だけになる体験は、その色が持つ波長によって無意識的に心身の深いレベルに働きかけてきます。色彩の中に吸い込まれてその色だけになる体験から出てくるとなんとなくスッキリしたり、清清しかったり、心が和んでいたりするのは無意識レベルでの働きかけがあるからでしょう。

最近ではカラー・セラピーやオーラ・ソーマやカラー・ブリージングなど色彩を介在させた癒しの手法がいろいろと出てきています。それらは色彩と心理的な感情や性格との関連を手がかりとしながら心を和ませ、さらに自分自身にも気づきを向けてゆく手法です。色のディスクをイメージして心を集中させてゆく瞑想は、これらの現代的な色彩療法に先駆けたものだと思います。チベット密教のトゥルンパ・リンポチェの指導の下に設立されたナローパ大学には、五つの色の部屋があるそうです。生徒は、自分の性格や状態に合わせてそれぞれの色の部屋に入って色彩の影響を感じながら瞑想します。これは色のディスク瞑想を応用したものです。

地・水・火・風は身体を構成する自然の要素に関する瞑想です。地の要素は硬さや重さ、水の要素は凝集性と湿り気、火の要素は熱さや冷たさ、風の要素はエネルギーの移動です。

「地」、「土」、「大地」などと言葉をマントラのように繰り返しながらそのイメージに集中します。目を閉じてもそのイメージが浮かんでくるようになると集中力が高まってゆきます。私たちの精神は身体に深く結びついていますが、この四大要素のイメージへの集中をすることによって、身体に縛り付けられた心のあり方が緩んでゆきます。精神が身体から解放されてイメージを自由に操れるようになると、心のエネルギーは日常ではできない作業を可能にしてくれます。いわゆる超能力です。昔は超能力を使ってやっていたものが、現代では科学技術で行なわれるようになりました。遠隔地通信や顕微鏡や望遠鏡での観測はそのよい例です。

光や空間のディスクをイメージすることができるようになると、時空を超えたつながりに心が開いてきます。量子力学で言う非局在性やユング心理学の共時性について心が直接触れる準備が整ってゆくのです。

こうした円相瞑想の伝統の上に、日輪観《にちりんかん》や月輪観《がちりんかん》や阿字観《あじかん》が作られ、さらに悟りを求める旅の物語が組み込まれて禅宗における十牛図《じゅうぎゅうず》ができてきたのだと思います。十牛図には悟りや瞑想修行に関する多くの情報が組み込まれています。それは私たちの心が何をきっかけとしてどのように成熟してゆくか、生きてゆくということはどういうことなのかを物語っています。

①尋牛……牛がいないことに気がつきます。自分は悟っていないことの自覚です。何かがないことに気がつくことが修行の始まりです。人生の苦しみの自覚でもあります。

②見跡……すべてのものにはプロセスがあり、痕跡があります。古の人がどのように悟りを求め見つけたのかという痕跡が経典や教えに残っています。悟りの残した痕跡を見つけてゆきます。

③見牛……求めているものを垣間見ます。悟りに近づいたのです。尋ねてきた痕跡は正しかったのです。

④得牛……本当にそれが求めていた悟りであるという感触が得られます。自分は悟りを得たと思う一方で、まだそれが本当の悟りなのか、これが自分の求めていたものなのかという葛藤も残っています。まだ牛は自分ではないと思っているのです。「獲得する」という感覚はその分離感から生まれます

⑤牧牛……牛と一緒にいろいろなことを共同体験します。さまざまなやり取りを通してお互いに理解が深まり、慣れ親しんできます。悟りを特別な場所に閉じ込めておくのではなく、悟りの心で人生を生きてみるのです。

⑥騎牛帰家……自分と牛とが一体になります。悟りというものにこだわらず、ただ人生を素直に精一杯楽しむのです。

⑦忘牛存人……牛はもともと自分の一部だったのです。悟りはもともと自分の中にあったのです。しかし、それは何らかの理由で疎外され抑圧され隠蔽されていたので欠如として見えたのです。ないものを探すという錯覚が必要だったのです。それが見つかり、もともと自分のものであったことに気づくことで本当の自分が実感されます。

⑧人牛倶忘……本当の自分に触れると、そこでは自他の境界が溶けてなくなります。概念化する必要はなく、すべてがつながりあった円空です。

⑨返本還源……ただありのまま、自然のままです。その時々の形はあっても、それはそのように来たりそのように去ってゆくだけのものです。

⑩入鄽垂手……当たり前の日常生活に戻って、普段着の自分で悟りを生きます。それが自然に悟りを手渡し伝えてゆく道でもあります。

このように、テーラワーダ仏教のディスク瞑想から禅宗の十牛図に至る円相に託された修行の歴史を概観すると、仏教における心の耕し方の多様性と深さを実感します。この歴史を踏まえて、私たちは何を求めてどんな修行の実践をしてゆくのでしょうか？　それは何に対する欠如の自覚から出発するものなのでしょうか？　それが現代社会で仏教を生きる私たちの課題なのです。

仏教瞑想と心理療法の統合

ダンマパダ（法句経）の解説書には次のような逸話が紹介されています。

キサー・ゴータミーはヨチヨチ歩きを始めたばかりのひとり子をなくして心が錯乱し、子どもを蘇らせてくれる薬を捜し求めて、死体を抱きかかえたまま街を彷徨っていました。それを見て哀れに思った老人が「ブッダのところに行けばよい薬を知っているかもしれない」と声をかけました。彼女は藁をもつかむ思いでブッダを尋ねました。

キサー・ゴータミーの懇願を聞いたブッダは、「それならば、その薬を作るために芥子《けし》の種を一つまみ求めてきなさい。ただし、その芥子種は死人を出したことのない家からもらわなくてはいけない」と答えました。彼女は喜んで死体を抱えたまままた町に戻り、一軒一軒たずねては芥子の種を求めました。種を持っている家はあっても、「お宅では以前に一人も死人を出したことがありませんか？」と尋ねると、「あなた、馬鹿なことをお言いじゃないよ。死者を出したことのない家なんてありゃしない。人はみんな死ぬんだよ」という返事が返ってきます。

どれくらい同じような問答をくり返して歩き回ったでしょうか。汗を流し、心を尽くして探し回っているうちに、彼女の中に「人はみな死ぬのだ」という諦観が生じました。キサー・ゴータミーは、わが子の死骸を森に葬ってからブッダのもとに戻りました。「芥子の種は見つかりましたか?」と迎えるブッダに、彼女は「死人を出したことのない家は一軒もありませんでした。人はみな死ぬのですね。生きている人より死んだ人のほうが多いのです。そのことがよくわかりました」と答えました。

ブッダは、「あなたは自分の子どもだけが死んだのだと思い込んでいましたが、誰も死をまぬかれることはできないものなのですよ」と教え諭し、「眠っている村を大洪水が流し去るように、自分の子どもだ自分の牛だと思い込んで執着している人を死がさらってゆく」と詩を唱えました。教えを聞いたキサー・ゴータミーは最初の悟りの段階に入り、出家しました。

出家して瞑想する修行者たちは、満月と新月の日に集って、修行生活のふりかえりをする布薩という慣わしがありました。ある布薩の日、布薩堂で揺らめく灯明の火を見つめていたキサー・ゴータミーは、無常を感じ、生まれることと死ぬことを超越するためには悟りを完成させるよりない、と思いました。悟りの機が熟したことを察知したブッダは「不死の境地を見ずに百年生きるよりも、死を超越した悟りの境地を見て一日生きるほうが優れている」と詩を唱えました。彼女はこの教えの詩を聞いて阿羅漢の悟りを開きました。

この逸話から、ブッダがセラピストとしても大変に有能であったことがうかがえます。死に触れて錯乱したキサー・ゴータミーに対して、ブッダは一旦彼女の言葉をそのまま受け入れ、それに添う形で彼女が正気を取り戻すことができるようなスペースを提供します。身体と心の汗を流し、精一杯頑張る中で彼女は現実を受け容れる心を回復してゆきます。

現実感覚を取り戻したことを確認してから、ブッダは彼女に生と死の真実について語ります。そして、自然現象をたとえにして、自分のものだという執着にとらわれて生命の現実を忘れてしまう危険性を美しい詩で歌い上げます。言葉の持つ意味と、思いやりのある落ち着いた声と、詩の持つリズムの力が彼女の心を深い洞察に誘ったことでしょう。

出家した後でキサー・ゴータミーは自分の人生に起こった出来事の内容をひとつひとつふりかえる心の仕事をしました。子供の死に際して、感情の波に飲み込まれて混乱してしまっていたとき、そのままの自分にすっと寄り添って、真実に目覚めるためのスペースを提供して見守ってくれる人の存在が、どんなに大切なものであったか身にしみて理解できましたので、そのような寄り添いと見守りの仕方で、今度は自分自身の人生全体を振り返ることができるようになったのです。

すると、死んだ子どもを蘇らせる薬があるに違いない、という思い込みが溶けて消えていったように、これまでの人生で体験した出来事の内容の見え方も少しずつ変化してゆきます。人生体験の内容の見え方が変化してくると、今度はその体験をしている主体である自分という存在自体が一体なんであるのかという直感が働きだします。灯明の炎が揺らめいて翳ったり輝いたりする光景は、自己存在の無常と仮想性に関する洞察を導きます。こうして悟りの完成に至る環境が整ったのを察知して、ブッダはタイミングよく教えの詩を届けたのです。

こうしたキサー・ゴータミーの心理的プロセスにおいて、ブッダは共感的な寄り添いと、適切な行動計画の提案と、無意識的な思い込みに対する解釈の投与と、自己に向かい合うスペースの提供と、真理を洞察し受容するためのヒントを与えています。こういった対人援助の背景には、ありのままを見つめる智慧と相手を思いやる慈悲が働いています。本来の仏教瞑想は、このような構造の中で実践されてきたものなのです。そこには今日の心理療法的な要素が含まれています。

一般的に、心理療法においては生育歴における体験内容の再編集が行なわれます。セラピストの共感的な見守りという器の中で、体験の内容を語りなおすことによって無意識的に抑圧されていた感情が自分自身のものとして取り戻され、体験内容の見え方が変化します。それは失われていた自分の一部を取り戻す作業でもあります。こうして心理療法は私たちがより全体的な存在になり、本当の自分に触れる支援をしてくれます。

仏教瞑想は、私たちが自分を理解する際に用いている「私」という概念の仮想性に気づき脱構築する仕事をします。日常生活での私たちは「いつまでも変わらない私」という錯覚の上で安心して生きています。その錯覚から目覚めて、自我が用いている自己理想や自己表象を理解して手放し、変化し続け、思い通りにはコントロールできない自己存在の真実をありのままに受容することのできる自我のしなやかな強さを養うのです。

心理療法では人生で何がくり返されているのかを本人が語る中で見つめなおす作業が中心になり、仏教瞑想では誰がそのくり返しを必要としていたのかについての洞察を深める作業が中心になります。心理療法ではセラピストがクライアントを、仏教瞑想では師匠が弟子を見守る器を提供します。

フロイトはセラピストに求められるものとして、まず自分自身がクライアントとして教育分析という精神分析のセッションを受けてみることをあげています。実際のセッションを通して無意識というものがどんなものなのか、抑圧されていたものが浮かび上がってくるときの体験はどのようなものか、自己変革の過程の実感を味わってみるのです。この教育分析によって、その後も精神分析という仕事を続けてゆく中で成長することが可能かどうかが判断されます。次に、実際に分析の仕事を始めたら、約五年に一回は再び自分を分析の対象において見つめなおす機会を持つことを勧めています。今日ではこれがスーパービジョンという形でのセラピストの継続的な学習として実践されています。

仏教瞑想と心理療法とが互恵的な協力関係を作り上げてゆく際に、まずはスーパービジョンにおいて仏教瞑想が重要な要素を提供することができます。スーパービジョンでは、クライアントを支援しているセラピストが一体誰であるのかというセラピスト自身のあり方が問われてくるからです。それは、クライアントへの逆転移という形で現れてくるセラピストの魂の叫びであり、生育歴の中で未解決になっている問題からのサインです。魂の問題は自我にとっては無意識の領域に属するものであり、その意味で心理療法においてスピリチュアリティーが明示的に問われるのもスーパービジョンの特徴です。仏教瞑想には無我とか空という教えによってこのテーマに切り込んでゆく手法があります。

仏教瞑想が心理療法から学ばなければならないのは、瞑想修行者が自分の感情を見つめ味わいなおす過程をどのように支援するかという共感的な姿勢です。無我や空や縁起の理論を振り回して説法することが許されていた伝統の中で、仏教瞑想の指導者は弟子が瞑想修行の過程で体験する無意識的な感情との遭遇に対する共感を見失ってきたきらいがあります。

こうして仏教瞑想と心理療法が相互の長所から学びあい生かしあうことは、瞑想する修行者や心理療法を受けるクライアントに大きな利益を与えることでしょう。そして仏教瞑想と心理療法が統合されてゆくことは双方にとっても現代社会にとっても少なからぬ利益をもたらすものだと思います。

新しいコミュニティ・モデルとしてのサンガ

伝統的にはサンガ（僧伽）は聖者の集いを意味してきました。しかし、広義には修行者の共同体を意味することができます。現代社会では地域社会や血縁社会が崩壊し、家庭という単位での人間関係も次第に希薄になり、その一方で複合家庭という形での人間関係の複雑化が並行的に起こっています。それは子育てや老人のケアや死の看取りのあり方に大きな変化をもたらしました。

スピリチュアルケアは、こうした社会的変化の中から生じたニーズに答えるために注目されてきているものです。それは死の看取りに関わる病院や施設でのチーム・ケア、子育て支援などにおける諸領域の連携を必要とする対人援助に共通した根幹的なケアの精神です。スピリチュアルな問題は、言葉や概念で表現されるものよりも身体言語や無意識的な領域でのやり取りの中に現れてくるものです。身体症状であれ、心理的問題であれ、社会的な課題であれ、スピリチュアルな痛みはさまざまなトラブルの中に紛れ込んで表現されてきます。ですから、スピリチュアルケアはそれぞれのレベルでのケアに生かされるべき性質のものなのです。

このようなスピリチュアルケアの総合性や全体性は、コミュニティ・ケアと呼ばれるような異なる領域での専門性のチーム作りとして可能になります。そこでは、地縁や血縁による人のつながりよりも、一人の人を大切にするという目的によってつながるコミュニティの精神が重要になります。このコミュニティ精神こそが、仏教サンガが現代的な展開をしてゆく鍵になるものです。異なる人がお互いを尊重しながら葛藤から学びつつ生活してゆく共同体の精神です。現在、欧米ではこのようなコミュニティ・スピリットによって仏教瞑想のグループが燎原に広がる火のように発展しています。

ブッダは、真理に目覚める教えの実践をより長く維持できるようにサンガをデザインしました。なぜならば、真理に目覚め本当の自分に触れて生きることとは、必ず一般的な社会規範との軋轢をもたらすからです。そのときに社会的な儀礼やルールのあり方を偽りのものであると否定するのではなく、それは人間が生きるためのひとつの方便であると受容した上で適切な距離を取り、お互いに生かしあえるような関係を維持してゆくことが目覚めの教えを生かしてゆくポイントです。悟りの味わいは、その複雑な葛藤を解決してゆく姿勢ににじみ出てきます。

サンガの中では、師匠は弟子に対して父親のような心を持ち、弟子は師匠を父親のように思ってお互いに支えあうことが説かれています。一種の擬似家族です。出家してまでなぜ親子関係が比喩として用いられたのかというと、親子関係はあらゆる人間関係に影響を及ぼしてくる人生の根幹だからです。師弟関係は瞑想中に浮かび上がってくる親子関係の未消化な問題を取り扱う器としての機能を果たします。器としての機能は心理療法におけるセラピスト・クライアント関係にも当てはまることです。

コミュニティには、親子関係、パートナーシップ、師弟関係、セラピスト・クライアント関係、友人関係など多くの関係性が入り混じっています。その諸関係の中で、個人が成長しコミュニティ自体も成長することができるような環境を提供する器を用意してゆくことが必要です。スピリチュアルケアは、そのような器の意味と具体的な手法とを提供する要になるものです。そして、スピリチュアルケアを介して、仏教が伝えてきた教えを現代社会に生かしてゆくことは、仏教自体を蘇らせ再構築してゆくための貴重なチャンスなのではないかと思います。

自然環境を守ること

最後に私たちが生態系の中での群れとして生かされているこの地球の自然環境を守ることの大切さをお話したいと思います。スピリチュアルケアと子育てのつながり、あるいは子育てとスピリチュアリティーの関連については充分に述べました。そこでは、育てる親は子どもが成長してゆくための環境となっています。その環境がどうあるかによって、子どもが持って生まれた能力をどのようにどこまで伸ばして人生を楽しむことができ、しかも他者や外界の自然環境を大切にしたいと思えるようになるかが大きく影響されます。

ところが、現代社会では、私たちが自然から切り離された生活をしていることによって、いのちを大切にする心の回路、子どもを大切に育てることに喜びを感じることのできる回路にスイッチが入らなくなってしまうケースが多いようです。動物園で飼われたチンパンジーの例です。動物園で生まれ育ったお母さんチンパンジーは、産まれてきた赤ちゃんを見て、恐ろしい異物を見たかのようにパニックになり、へその緒がついたまま檻の中を走り回り始めたそうです。そのままにしておくと赤ちゃんが引きずり回されて死んでしまいますので、飼育員がお母さんチンパンジーを捕まえてへその緒を切り、しばらくの間赤ちゃんチンパンジーと分離させます。それからまた出会いなおしをして授乳などのモデルを示しているうちに、次第にお母さんチンパンジーは赤ちゃんの面倒をみるようになり、愛着を示すようになるのだそうです。すなわち子育ては本能だけではなく自然環境の中で群れで暮らすうちにスイッチが入るという文化的な側面があるのです。

特に日本では子育て能力の低下の問題を不注意に話すと、すぐに母親を責める短絡的な傾向があるので、細心の注意を払いながら、社会全体で取り組んでゆく必要があると思います。LD、ADHDをはじめとする発達障害や自閉傾向の背景には、自然が壊され人が自然環境から切り離されて生活し、しかも人と人とのつながりがどんどん薄くなってきている社会全体の責任があるのです。その苦しみを集約的に背負っているのが、子育てを楽しめなくなっているお母さんやお父さんたちであり、社会の抱える矛盾を正直に表現しているのが、子どもたちの症状であり虐めや不登校やニートなどの現象なのだと思います。私たちが無自覚のうちに自然を破壊してきたつけが、私たち自身の人間性の破壊となって回ってきているといっても過言ではありません。

一方目を外に転ずれば、いつも新しい戦争が作られ、虐げられた側からの無差別なテロ行動がいつどこで起こるかわからない不安の中で、世界全体がますますヒステリックになっているような感があります。こうした不安や恐怖に先導された破壊活動や、人間の限りない欲望に突き動かされた経済活動によって私たちのいのちを支えてくれてきた地球の環境はさらに破壊され続けています。

こうした世界情勢の中で、私たちはまず自然の痛みと悲しみの声を聴かねばなりません。直接その声を聴くことが難しければ、身近な人々の苦悩の中に破壊されつつある自然の痛みや悲しみを見つけ出す必要があるでしょう。そして、自分自身の中に安らぎのスペースを作り出し、その静けさをよりどころにして外の世界で起こっていることに丁寧に向かい合い取り組んでゆく必要があります。そうすると、自分の中の不安や劣等感を外の世界に投影した正義感に突き動かされるパターンを乗り超えて、自分と世界とのつながりの実感に基づいて、他者と自分、世界と自分を共に大切にしてゆくような関わり合いができるようになります。これが社会にしっかりと根を下ろした仏教のあり方ではないかと思います。西洋におけるディープ・エコロジーや環境心理学の視点、エンゲイジド・ブディズムの実践はそのよいモデルとなるものです。

こうした仕方で、仏教が個人の幸せを実現すると同時に、社会の平和や安定を促進し、そして自然環境の保護に貢献できるような営みになっていってほしいと思います。

おわりに

本書は、私がスピリチュアルケアに関する大学教育に関わるようになって、これまでの臨床現場での体験と仏教瞑想における体験とを融合させて、新しいスピリチュアルケアに関する理論とトレーニングシステムを作り上げてゆく必要性を痛感して書いたものです。若いころ人生と大学教育に失望してドロップアウトして、仏教瞑想を実践的に学んできた私にとって、大学でスピリチュアルケアを教えてくれないかというオファーはいろいろな意味で驚きでした。私がその申し出を受けたのは、日本の仏教に対する恩返しがしたいという一念からでした。

思春期から青年期にかけて人生の悩みの真っ只中にいたころ、私にしっかりと寄り添って道を示してくれたのは日本仏教の若き実践者の先輩たちでした。私たちには道元と沢木興道という憧れの存在がありました。別な宗派の人たちには別なアイドルたちがいたことでしょう。人生のある時期にふさわしいアイドルやモデルに出会えることは、幸せのひとつかもしれません。そして、私の憧れは次第にブッダその人へと移ってゆき、私は彼の教えを尋ねてビルマに流れ着き、そこで瞑想修行と経典の研究に数年を過ごしました。

それから、東洋で学んだ仏教瞑想をカナダ、イギリス、アメリカという西洋社会で教える体験は、私にとって異文化間における生きた体験学習でした。そこで私は心理療法と出会い、心理療法が仏教瞑想から抜け落ちてしまっていた部分をぴったりと補ってくれるものであることを実感しました。逆に西洋で新しい心理療法の手法を開発している人たちは、仏教瞑想を学び、そこにある智慧と慈悲とを創造的な仕方で心理療法に取り込んでいました。その様子を私は少しうらやましく感じながら、その時一緒に生きることができたのは、今になってみれば、とても幸せな体験でした。

仏教瞑想をフリースタイルで生活のあらゆる現場で実践しながら教えることができるように還俗してからは、不思議なことに子育て中の人たちに瞑想を教える機会が増えてゆきました。それから、ターミナルケアの現場でのお手伝いも始まりました。そうしているうちに、私は死にゆく人々を看取る現場では、その人が生まれ育ってきたときの魂の問題が形を変えてくり広げられているのではないかという気がするようになりました。

その直感は、自分に子どもが生まれた体験から深い確信に変わってゆきました。子どもの誕生の前後数年の生活の中では、いろいろなレベルでいのちの死と再生がくり返されているようです。その現場にしっかりと目を開いてあり続けることは、死を見取る現場にあり続けることと同じくらい、深くスピリチュアルな営みなのでした。

こうした私自身の人生の流れの中で、自分が一旦は飛び出した大学教育というシステムの中でスピリチュアルケア教育を作り上げてゆく作業をしないかと言われたわけです。

日本の大学という教育システムが持つ問題に加えて、自分自身に出会ってゆくという、極めて実践的な作業をどこまでどのように大学教育に取り入れてゆけるのかというテーマは、臨床心理士を育てる教育における教育分析の難しさに匹敵するものがあります。しかし、そこを通過せねば本当のスピリチュアルケア教育はできないという覚悟で、大学での教育に臨んでいます。

本書は、そんな現在の私が知っているスピリチュアルケアの臨床現場と、現場での私を支えてくれる仏教瞑想と精神分析をはじめとする心理療法の理論的な背景を描写しながら、仏教の未来を展望したものです。スピリチュアルケアに関心のある人、仏教とその未来に関心のある人に少しでもお役に立てれば幸いです。

出版にさいしては、神田明社長をはじめとする、春秋社の皆さまにお世話になりました。

感謝の意をここに記します。

そして最後に、私の師であり修行仲間でもある家族に感謝します。みんながいてくれるおかげで、私は喧嘩したり仲直りしたりしながらなんとかこうやって頑張っていられます。子どもたちが成人するころには、日本の社会が少しでも住みやすく希望の持てるものになっているように、地球の自然環境を大切に考える大人が増えていますように、意識的な子育て環境を創造できる人が増えていますように、そして私が取り組んできたスピリチュアルケアも市民権を得るようになって、日本仏教も元気になっていたらいいと願っています。

二〇〇六年晩夏　　高野山の仮初の研究室にて

井上ウィマラ

新装版に寄せて

このたび十五年ほど前に出版した『人生で大切な五つの仕事：スピリチュアルケアと仏教の未来』が、『楽しく生きる、豊かに終える：スピリチュアルケアと仏教瞑想』として新装復刊されることになりました。奇しくも、高野山大学に赴任したばかりの環境の中でスピリチュアルケア教育と研究を模索し始めた時に書いたものを、今回は富士山麓の健康科学大学に着任したばかりのタイミングで読み直して、この文章を書くことになった運命の不思議を感じています。

この間にはスピリチュアルケア学会が設立され、マインドフルネスブームが日本にも上陸し、東日本大震災の復興支援に携わり、マインドフルネスに基づいた燃えつき防止プログラム G.R.A.C.E. を日本に紹介する活動も担いました。そのたびに研究の幅が広がり深さが増してゆくのを感じています。私の探究基盤には「なぜ生まれてきて、なぜ死ぬのか」に対する問いがあり、合理的にそれを探求したいという願いにヴィパッサナー瞑想（マインドフルネス）が答えてくれ、体得したものを現代的かつ科学的に表現したいという願いには精神分析の対象関係論との出会いが支えとなってくれています。

そもそものはじまりにはマサチューセッツでのラリー・ローゼンバーグやジョン・カバット・ジンたちとの出会いがあり、本書を書いてからは東京でのマーク・エプスタインとの対話やコリン・マレー・パークスとの遭遇がありました。こうした出会いは、書籍を通した先人たちからの学びがこれでよかったのだという確証を与えてくれました。本書ではマインドフルネスという名称は一度も登場していませんが、五頁、九〇頁、一一〇頁などの仏教瞑想に関する話はそのままマインドフルネスに直接つながるものです。

東日本大震災の復興支援活動ではＰＴＳＤやグリーフケアの専門家たちとの交流が深まり、仏教瞑想にルーツを持つマインドフルネスが本当に幅広い領域で重要な役割を担ってゆくことを実感いたしました。被災地の皆さんとの交流もその実感を深めてくれています。レジリエンスという概念を知ったことで、マインドフルネスを人類史的に見直す視座を得ることができました。それと同時に、五〇頁あたりで述べた嫌いな人に対する慈しみの瞑想に関する説明は、潜在しているトラウマ体験への配慮が十分ではなかったように反省され、別な機会にさらに丁寧に説明を加えてゆきたいと思っています。

本書を執筆した頃には定年を迎える団塊世代の熟年離婚が話題に上がっていたのですが（二九頁）、最近では団塊世代を中心とする超大量死時代に向けての取り組みが喫緊の問題となっています。またいろいろな事件を通して八〇・五〇問題、七〇・四〇問題と呼ばれるような世代間でかかえる苦悩にも注目が集まっています。修士論文の指導では「なぜ団塊ジュニアは第三次ベビーブームを作れなかったのか？」という問いを学生と一緒に考えたこともありました。私自身は三年前、五七歳の時に八六歳の父を看取りました。スピリチュアルケアをやってきてよかったなぁと思う体験でしたが、同時に両親の生きてきた時代について深く考えさせられる体験でもありました。

私は、こうした現象の大きな背景として第二次世界大戦における国民的戦争トラウマの問題が隠れているように思います。あの戦争で失ったものや傷ついたものへの心のケアを忘れて、あえて蓋をして見ようとせずに、ひたすら物質的な復興のみを追い求めてきたことのツケがこうした事件として声を上げ続けているような気がしてなりません。私がビルマ（現ミャンマー）で出家修行させて頂く機縁を頂いた門司のビルマ僧院では、インパール作戦に従軍した戦友たちが毎年集まり、当時のことを語り合っていました。酒が入ると、目の前で死んでいった戦友の名を呼ぶ叫び声が聞こえてきて、今でもその絶叫が私の耳に焼き付いています。そうした声に耳を傾け、痛み・苦しみ・悲しみを分かち合う作業が足りず、なぜそんなことになってしまったのかについて深く考える取り組みが不十分だったために、ＰＴＳＤとか複雑性悲嘆と呼ばれる、なんとも言えない生きにくさとなって世代間を亡霊のように漂っているのではないでしょうか。

本書で紹介している①人生の意味を見いだす、②自分を許し・他人を許す、③ありがとうを伝える、④大好きだよと言う、⑤さよならを告げるという五つのテーマは、人生を楽しく生き抜いて安らかな死を迎えるために大切な課題です。これらをマインドフルにおこなってゆくことは、子育て（チャイルドケア）、看取り（ターミナルケア）、悲しむことを通して出会いの意味を見いだすこと（グリーフケア）を通じて、あらたに命を育む力を蘇らせるケアの循環を作り出してくれます。

マインドフルネスによるケアの循環が生まれることで、表面的な社会現象の奥深くに潜んでいる戦争トラウマが癒され、新しい時代の社会的つながりが準備されていくことを祈っています。

二〇一九年初夏　父の好きだった庭を眺めながら

井上ウィマラ

【参考文献】

†第一章

岡村昭彦『定本　ホスピスへの遠い道』（春秋社、一九九九）
E・キューブラー・ロス『死ぬ瞬間』（鈴木晶訳、中公文庫、二〇〇一）
E・キューブラー・ロス『人生は廻る輪のように』（上野圭一訳、角川文庫、二〇〇三）
E・キューブラー・ロス『ダギーへの手紙』（アグネス・チャン訳、佼成出版社、一九九八）
シシリー・ソンダース他編『ホスピス　その理念と運動』（岡村昭彦訳、雲母書房、二〇〇六）
シャーリー・ドゥブレイ『シシリー・ソンダース』（若林一美訳、日本看護協会出版社、一九八九）
スティーブン・レヴァイン『めざめて生き、めざめて死ぬ』（菅靖彦・飯塚和恵訳、春秋社、一九九九）
服部洋一『米国ホスピスのすべて』（ミネルヴァ書房、二〇〇三）

S・フロイト「分析医に対する分析治療上の注意」『フロイト著作集9』（小此木啓吾訳、人文書院、一九八三）
E・ミンデル『メタスキル』（佐藤和子・諸富祥彦訳、コスモスライブラリー、二〇〇一）
村川治彦「アメリカのホスピス運動の歴史と現在――死のケアの最前線としての仏教系ホスピス」『こころケア2006　vol.9』日総研

†第二章

S・フロイト「悲哀とメランコリー」『フロイト著作集6』（井村恒郎訳、人文書院、一九七〇）
J・ボウルビィ『母子関係の理論Ⅰ　愛着行動』（黒田実郎訳、岩崎学術出版社、一九九一）
村上真完・及川真介訳『仏のことば註――パラマッタ・ジョーティカー』（春秋社、一九八五）
『南伝大蔵経第三巻　律蔵』（大蔵出版、一九七〇）
M.Epistein "Thoughts without a thinker" Basic books
Buddhaghosa "The path of purification: Visuddhimagga" Shambhala Publications

†第三章

D・W・ウィニコット「一人でいられる能力」『情緒発達の精神分析理論』（牛島定信訳、岩崎

学術出版社、二〇〇〇）
D・W・ウィニコット『赤ちゃんはなぜなくの？』（猪股丈二訳、星和書店、一九八五）
S・フロイト「想起、反復、徹底操作」『フロイト著作集6』（小此木啓吾訳、人文書院、一九七〇）
S・フロイト「終わりある分析と終わりなき分析」『フロイト著作集6』（馬場謙一訳、人文書院、一九七〇）
中村元監修『原始仏典　中部経典』（春秋社、二〇〇四）

†第四章

D・W・ウィニコット「本当の、および偽りの自己という観点からみた、自我の歪曲」『情緒発達の精神分析理論』（牛島定信訳、岩崎学術出版社、二〇〇〇）
D・W・ウィニコット「移行対象と移行現象」『遊ぶことと現実』（橋本雅雄訳、岩崎学術出版社、二〇〇〇）
ケン・ウィルバー『アートマン・プロジェクト』（吉福伸逸・プラブッダ・菅靖彦訳、春秋社、一九九七）
E・H・エリクソン『ライフサイクル、その完結』（村瀬孝雄・近藤邦夫訳、みすず書房、一九八

九）
岡野守也『空海の「十住心論」を読む』（大法輪閣、二〇〇五）
スタニスラフ・グロフ＋クリスティーナ・グロフ『スピリチュアル・エマージェンシー』（高岡よし子・大口康子訳、春秋社、一九九九）
S・フロイト「ある幻想の未来」『フロイト著作集3』（浜川祥枝訳、人文書院、一九六九）
A・H・マズロー『人間性の心理学』（小口忠彦訳、産業能率大学出版部、一九八七）
K・マルクス『ユダヤ人問題に寄せて　ヘーゲル法哲学批判』（城塚登訳、岩波文庫、一九七四）
渡辺照宏『加持の文献的試論』（成田山仏教研究所紀要2）

†第五章

D・W・ウィニコット「道徳と教育」『情緒発達の精神分析理論』（牛島定信訳、岩崎学術出版社、二〇〇〇）
水野弘元監修、ウ・ウェープッラ、戸田忠訳『アビダンマッタサンガハ』（アビダンマッタサンガハ刊行会、一九八〇）
小此木啓吾・河合隼雄『フロイトとユング』（思索社、一九九一）
小此木啓吾『対象喪失』（中公新書、一九七九）

大田久紀『仏教の深層心理』（有斐閣選書、一九八三）
河合隼雄『ユング心理学と仏教』（岩波書店、一九九五）
スタニスラフ・グロフ『脳を超えて』（吉福伸逸・星川淳・菅靖彦訳、春秋社、一九八八）
武井麻子『感情と看護』（医学書院、二〇〇一）
中村元訳『悪魔との対話』（岩波文庫、一九八六）
中村元訳『ブッダのことば』（岩波文庫、一九五八）
キース・L・ムーア、T・V・N・ペルサード訳『受精卵からヒトになるまで』（瀬口春道監訳、医歯薬出版株式会社、一九九八）
M・S・マーラー他『乳幼児の心理的誕生』（高橋雅士・織田正美・浜畑紀訳、黎明書房、二〇〇一）
ロビン・カー・モーレス、メレディス・S・ワイリー『育児室からの亡霊』（朝野富三・庄司修也訳、毎日新聞社、二〇〇〇）
J・ラカン「〈わたし〉の機能を形成するものとしての鏡像段階」『エクリI』（宮本忠雄訳、弘文堂、一九七二）
コンラート・ローレンツ『ソロモンの指環』（日高敏隆訳、早川書房、一九九八）
カール・R・ロジャーズ『クライアント中心療法』（保坂亨・諸富祥彦・末武康弘訳、岩崎学術出

版社、二〇〇五)
C・ユング「家族論的布置」『ユング研究3』(日本ユング研究会、一九九一)
中村元監修『原始仏典 長部経典』(春秋社、二〇〇三)
中村元監修『ジャータカ全集』(春秋社、一九八四)
"Selected writings of Selma Fraiberg" Ohio State University Press

†第六章

上田閑照・柳田聖山『十牛図——自己の現象学』(筑摩書房、一九九二)
川崎信定訳『チベットの死者の書』(筑摩書房、一九九三)
ラルフ・S・ソレッキ『シャニダール洞窟の謎』(香原志勢・松井倫子訳、蒼樹書房、一九七七)
中村元訳『ブッダ最後の旅』(岩波文庫、一九八〇)
バート・ヘリンガー『ファミリー・コンステレーション創始者バート・ヘリンガーの脱サイコセラピー論』(西澤起代訳、メディアアート出版、二〇〇五)
ジョアンナ・メイシー『世界は恋人世界はわたし』(星川淳訳、筑摩書房、一九九三)
横山紘一『十牛図——自己発見の旅』(春秋社、二〇〇五)
北嶋泰観訳註『パーリ語仏典 ダンマパダ』(ダンマパダを学ぶ会、二〇〇一)

本書は『人生で大切な五つの仕事』（二〇〇六年刊）を改題したものである。

❖井上ウィマラ（いのうえ・うぃまら）

1959年山梨県生まれ。京都大学文学部哲学科宗教哲学専攻中退。日本の曹洞宗で只管打坐と正法眼蔵を学び、ビルマの上座部仏教でヴィパッサナー瞑想、経典とその解釈学ならびにアビダンマ仏教心理学を学ぶ。カナダ、イギリス、アメリカなどで瞑想指導の傍ら心理療法を学び、バリー仏教研究所客員研究員を経て還俗。マサチューセッツ大学医学部でマインドフルネスに基づくストレス低減法（MBSR）を特待生として研修後に帰国。高野山大学でスピリチュアルケアの基礎理論と援助法の開拓に取り組み、仏教心理学会創設に参加し、マインドフルネスに基づいた医療者の燃えつき防止プログラムG.R.A.C.E.を日本に紹介するなど、一貫して仏教瞑想の現代化に取り組み続けている。2019年より健康科学大学福祉心理学科教授。著書に『呼吸による気づきの教え』（佼成出版社）、訳書に『呼吸による癒し』『ブッダのサイコセラピー』（春秋社）、監訳に『死にゆく人と共にあること』（春秋社）、共著：『スピリチュアルケアへのガイド』（青海社）、編著：『仏教心理学キーワード事典』（春秋社）など。

楽しく生きる、豊かに終える――スピリチュアルケアと仏教瞑想

2019年８月20日　第１刷発行

著　者　井上ウィマラ
発行者　神田　明
発行所　株式会社 春秋社
〒101-0021　東京都千代田区外神田2-18-6
電話　03-3255-9611（営業）
03-3255-9614（編集）
振替　00180-6-24861
http://www.shunjusha.co.jp/
装　丁　鈴木伸弘
印　刷　萩原印刷株式会社

ISBN978-4-393-36558-8　　定価はカバー等に表示してあります。

L.ローゼンバーグ／井上ウィマラ訳

呼吸による癒し

——実践ヴィパッサナー瞑想

あなたが息をしている限り、苦しみからの解放は可能である。二五〇〇年前に仏陀が「安般守意経」で説いた、呼吸を自覚し、深い安らぎと洞察を獲得する瞑想法をわかりやすく紹介。　二六〇〇円

L.ローゼンバーグ／藤田一照訳

〈目覚め〉への3つのステップ

——マインドフルネスを生活に生かす実践

3段階で「気づき」への深め方を具体的に示唆し、瞑想の極意を伝授。内容説明とQ＆Aの形式で、日常における実践への不安や疑問もカバー。これから瞑想をはじめる方にもおすすめ。　二三〇〇円

W.ハート／日本ヴィパッサナー協会監修／太田陽太郎訳

ゴエンカ氏のヴィパッサナー瞑想入門

——豊かな人生の技法

仏陀の瞑想を、数息観、道徳規範の必要性、神秘体験の意味から、その真髄ヴィパッサナーまで順々に丁寧に解説。各章にQ＆Aも付し、痒いところにも手のとどく実践的入門。　二三〇〇円

B.H.グナラタナ／出村佳子訳

慈悲の瞑想

——慈しみの心

自己から他者、そして生きとし生けるものすべての幸せを祈る慈悲の瞑想。マインドフルネスの大家が、その方法とメリットを詳しくかつわかりやすく説き明かす。　二二〇〇円

※価格は税別